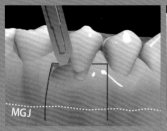
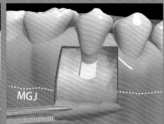
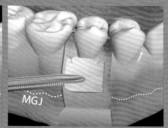
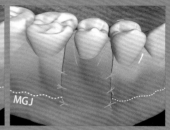

3D 牙周美容手术图谱

天然牙篇

以循证为基础的切开、翻瓣、缝合技术详解

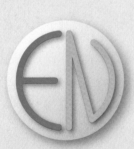

Enhancement of New dentistry

监著　（日）中田光太郎 /（日）木林博之

编著　（日）冈田素平太 /（日）小田师巳
　　　（日）园山 亘 /（日）山羽 彻

审　章锦才

译　杜 岩

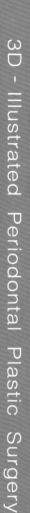

3D - Illustrated Periodontal Plastic Surgery

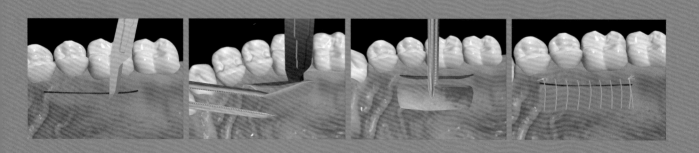

北方联合出版传媒（集团）股份有限公司

辽宁科学技术出版社

沈 阳

牙周美容手术的魅力在于它能体现术者的手术技艺，且其预后结果代表了术者的操作水平。术中小小的失误就有可能导致手术失败，反之不凡的手术技艺可以获得卓越的成果。切开与缝合技术尤为重要，会影响整体手术效果。有时难度极大，有时精度要求极高，这便是牙周美容手术的魅力所在，也是我们作为术者所要考虑之事。而且，许多著名的临床口腔专家和研究者也都认为，牙周美容手术专家一定拥有成功的诀窍。

去年，《循证牙周美容手术学》出版了，其作者为了将其娴熟的手术方法和技巧充分表达出来，使用了大量的插图来充实内容。但是，使用插图来演示牙周软组织美容手术方法和详细的诀窍有很大的难度。实际上笔者也查阅了很多类似的书籍，要根据插图来理解和掌握手术方法确实很困难，例如"信封"技术，在操作时手术刀片要切多深及范围大小、使用器械的顺序、缝合的次序、手术每一步的操作细节等很难看图即懂。因此，对之前的著作提出了修改意见，建议对插图进行重新绘制，力求"容易看""看得懂"，无论如何要把平面图难以表现出来的操作重点及软组织特征描绘出来。

在本书中，为了使手术中瓣的厚度及位置变化、器械的角度与方向等的手术细节看起来更容易理解，笔者特意使用立体的3D插图来更清楚地展示手术过程。精萃日本出版公司的山形笃史先生十分赞赏笔者的这种想法，并力邀著名的插图画家林和贵先生绘制立体插图，最终使本书实现3D插图，得以出版。与上一版相比本书一举增加了许多术式，同时也为切开、结扎、缝合等基础项目补充了独特的技巧。本书主要内容是关于天然牙的牙周美容手术，因此命名为"天然牙篇"，"种植牙及固定义齿篇"正在创作之中。

本书的作者们基本沿袭了上一本书的阵容，同上一本书一样，他们合作得非常愉快，在此对他们出色的工作表示感谢。同时借此机会，向理解我们创作意图并给予大力支持的精萃日本出版公司会长佐佐木一高先生、董事长北峰康充先生表示诚挚的谢意。

本书内容丰富，易于理解。书中将术中重点内容突出标示出来，希望对于口腔临床教学有所帮助。

愿将此书奉献给同我们一样痴迷于牙周美容手术的口腔医生们。

中田光太郎

2017年9月

序 Preface

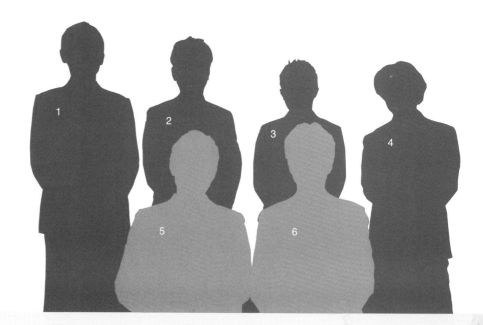

1. 园山 亘　　5. 中田光太郎
2. 小田师巳　　6. 木林博之
3. 山羽 彻
4. 冈田素平太

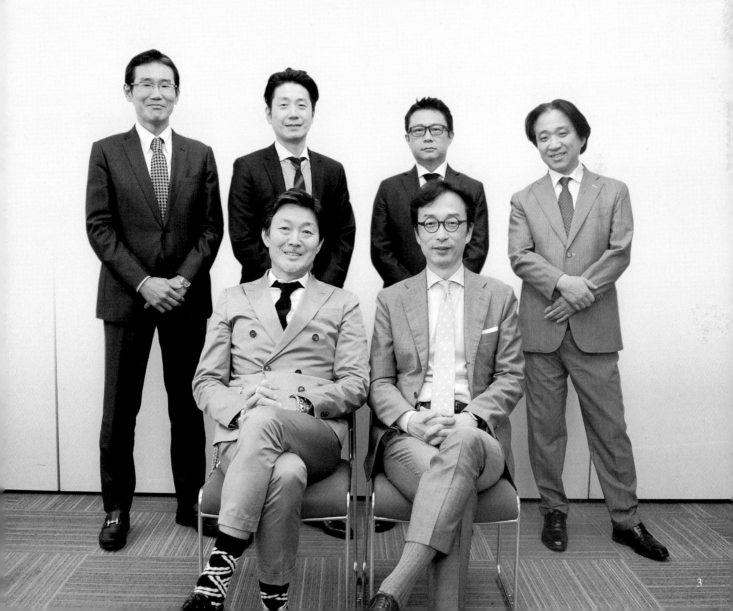

第1章 牙周美容手术基础

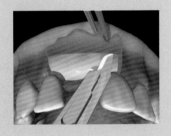
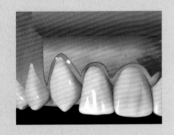
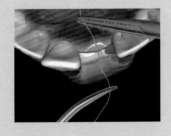

第2章 结缔组织瓣的获取

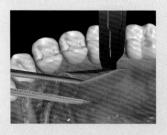

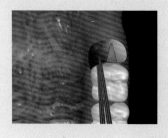

第3章　牙周美容手术临床操作技术

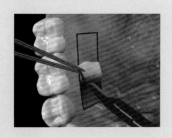
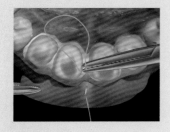
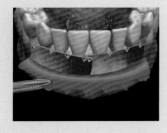

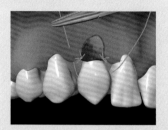

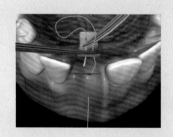

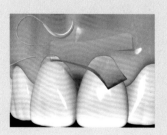

监著

中田光太郎 Kotaro Nakata
京都府出诊：中田齿科诊所
　　　　　　TAKANNA 齿科诊所

木林博之 Hiroyuki Kibayashi
京都府出诊：木林齿科医院

编著

冈田素平太 Soheita Okada
东京都出诊：冈田齿科诊所

小田师巳 Norimi Oda
大阪府出诊：小田齿科诊所

园山 亘 Wataru Sonoyama
滋贺县出诊：浅田齿科医院

山羽 彻 Toru Yamaba
大阪府出诊：山羽齿科医院

第1章 牙周美容手术基础

Basic Surgical Techniques for
Periodontal Plastic Surgery

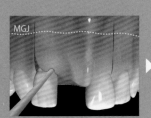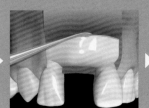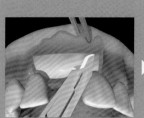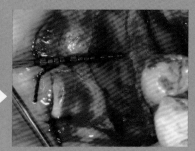

1. 切口及瓣的优化设计

一种牙周组织形态异常往往有多种美容手术解决方案可供选择。治疗目的、术者的技术能力及分析能力决定了他会选择什么样的手术方法。但无论用什么方法，在切口及瓣的设计上都应该有三维立体设计的思维。

在进行牙周美容手术切口及瓣的设计时，最重要的是要确保术后瓣的血供。为了确保这一目的，在进行切口和瓣的设计过程中，应当熟知口腔内血管的走行方式和分布，让所设计的瓣及移植的组织能够获得良好的血供，从而加速血管的新生，保证手术的效果。

根据口腔内血管（主要是动脉）的分布和走行方式，理想的切口设计和龈瓣设计应遵循以下原则：

①如果使用了**龈沟内切口**，就应避免在龈沟附近的牙龈上再增加切口。

②在牙齿缺损区使用**牙槽嵴顶切口**。

③在需要使用**减张切口及纵切口**的情况下，应尽可能选择短的切口。

④应避免在唇侧牙根最大突度处的牙龈上切开，

这部分的牙龈最薄、最脆弱。

⑤翻开龈瓣的操作应当特别小心，要精细操作，尽可能把对血流造成的阻碍降到最低程度[1]。

2. 切口产生的影响

手术切口会对术后的疼痛程度、愈合方式、软组织与牙根的附着方式等产生影响。在切开的过程中，必须要重视对刀片的控制，确保切开线外形的准确。控制刀片主要是控制刀刃切入组织的角度和深度以及切开移动的方向。此外，为了更好地控制刀片，还需要考虑刀柄的形状、刀刃的形状及切入的角度，这些都会影响实际操作。手术刀柄最好选择圆柱状，与板状手术刀柄相比，它的操作自由度更高，可以自由地做旋转的动作。关于刀刃的形状及角度，应当根据切开的目的和部位来加以选择。对于切口线，术者应当有三维立体的思维，切口的走行、切开的角度应根据手术目的以及对术后愈合情况的预测来确定。简而言之，切口应当考虑以下几个方面：①能否获得良好的手术视野；②能否保证血供；③能否完成缝合；④缝合是否牢靠；⑤术后愈合是否达到美学标准[2]。

成功的关键点

1. 刀刃一旦接触骨面或牙根面就会变钝，应当及时更换新刀片。

2. 对于全厚瓣，在切开时要直达骨面，确保骨膜被切开。

3. 牙槽嵴顶切口、龈沟内切口

在切开形成瓣时，推荐先"划线"再"切开"的技术（图1-1-1和图1-1-2a、b）。

3.1　划线

划线，是使用15C刀片或者眼科刀片的刀刃，沿着所涉及的瓣的外形进行描划。在进行龈沟内切口时，先使用微创剥离子Allen刀进行龈沟内切开也是这个原因。在划线时，刀片遇到的阻力会比较小，因此能够准确地把切开线描划出来。在此基础上进行全切开，就能够获得切端光滑流畅的软组织瓣，也能够尽可能地降低对刀刃的损害。

3.2　切开

使用15C刀片。划线后，沿着描划好的切开线，调整好刀片的角度，根据所需瓣的厚度控制好切开的深度：在进行全厚瓣切开时，要直达骨面；在进行半厚瓣切开时，切的深度要终止在骨膜上方的软组织内[3]。

牙槽嵴顶切口、龈沟内切口

牙槽嵴顶切口（缺牙区切口）

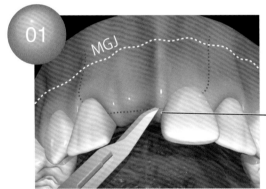

图1-1-1

使用15C刀片或者眼科刀片。
划线后进行完全的切开。根据手术目的选择切口的位置：偏唇侧、牙槽嵴顶正上方、偏腭（舌）侧。偏唇侧的牙槽嵴顶切口，优点是易于进行减张，缺点是有可能导致一些美学问题。在牙槽嵴顶正上方切开，有可能会导致牙龈乳头高度降低。偏腭（舌）侧的牙槽嵴顶切口，有利于获得良好的美学效果，但是在需要减张的情况下，容易出现组织瓣闭合困难的问题，难以完全关闭创口，这一点需要注意。

龈沟内切口

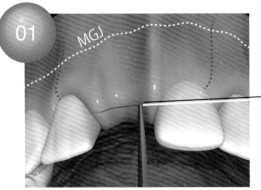

图1-1-2a

使用微创剥离子Allen刀。
首先用微创剥离子Allen刀进行龈沟内的分离，再使用刀片进行龈沟内切开。这样可以避免刀刃不小心损伤牙龈缘，而且能够保证瓣边缘的锐利整齐。龈沟内切口主要用于闭合瓣技术。

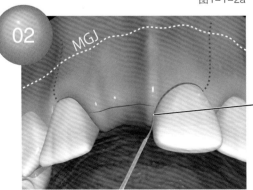

图1-1-2b

使用CK2刀片或者15C刀片。
在牙周美容手术中，为了美观，要保证牙龈的厚度，同时保留牙龈乳头。这时，就有必要采用龈沟内切口来达到上述目的。在龈沟内切开时，推荐使用与牙根面能够轻松贴合的刀片。

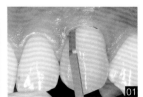

推荐使用CK2刀片来进行龈沟内的切开。

表1-1　不同手术目的的纵切口要点

	目的1	目的2	目的3
①切开时刀刃与牙龈所成的角度	垂直	有一定的角度。这是为了缝合时避免骨面暴露，在切开时刃口斜向手术区域的方向	有一定的角度。这是为了缝合时避免骨面暴露，在切开时刃口斜向手术区域的方向
②切开是否到达骨面（切开的深度）	深度直达骨面	深度直达骨面	切开深度不到骨面
③切开是否越过膜龈联合线（切开的长度）	不越过膜龈联合线	越过膜龈联合线	越过膜龈联合线

4. 纵切口、减张切口

4.1 纵切口

纵切口在切开时，根据手术目的的不同，可以分解出3个切开要点，分别是：①切开时刀刃与牙龈所成的角度；②切开是否到达骨面（切开的深度）；③切开是否越过膜龈联合线（切开的长度）（表1-1）（图1-1-3a～c）。

目的1：为了便于翻开组织瓣、确保手术部位视野清晰可见，且器械容易到达（手术范围局限的情况下）

目的2：为了便于将组织瓣进行根尖向或冠向移位（进行硬组织增量的情况下）

目的3：为了便于将组织瓣进行根尖向或冠向移位（进行软组织增量的情况下）

4.2 减张切口

使用15C刀片或者眼科刀片。需要移动组织瓣时，往往会带来周围组织或者结合部分的张力过大，这时，采用减张切口就可以消除这些张力。

减张切开的基本做法是，牵拉组织瓣，使要切开部位的组织绷紧，用新刀片，在两个止于口腔前庭的纵切口之间的基底部切开骨膜，切开的位置距离口腔前庭3～4mm。如果切开的位置距离口腔前庭过近，容易造成血运不畅；反之，如果距离口腔前庭过远，则会导致减张不足。这样，通过切断组织瓣根尖方向内侧面的部分纤维，组织瓣就容易被拉伸了。成功的关键点是：①不可影响组织瓣的血液供应；②要切实使组织瓣的张力消失；③要充分考虑切开的部位、方向、切口的长度等问题（图1-1-4和图1-1-5）。

循证证据

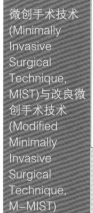
微创手术技术 (Minimally Invasive Surgical Technique, MIST)与改良微创手术技术 (Modified Minimally Invasive Surgical Technique, M-MIST)

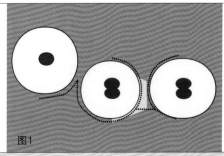
图1

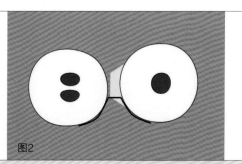
图2

MIST与M-MIST是在一系列牙龈乳头保存技术及概念的基础上，通过使用手术显微镜，将手术过程中对组织的损伤降低到最小的处理技术[1-2]。

两种方法都可用在切开骨缺损区上的牙龈乳头手术中。如果软组织的宽度在2mm以上，就使用改良龈乳头保存瓣技术（Modified Papilla Preservation Flap, MPPF）；如果软组织的宽度不到2mm，则使用简化龈乳头保存瓣技术（Simplified Papilla Preservation Flap, SPPF）。对于其他部位的切开要遵循以下基本原则：切口大小以能够使骨缺损边缘暴露1～2mm为度且是能满足手术需要的最小切口。能够满足上述要求的基本切开方式是：利用MIST技术进行牙龈乳头切开，骨缺损区两侧牙齿的颊舌侧行龈沟内切口；如果骨缺损的范围较大，切口向缺损区的近远中方向延伸，以翻瓣后能暴露骨缺损边缘的最小切口长度为限（图1）。

M-MIST技术适用于牙间骨缺损局限于颊侧区域的情况，这时仅通过颊侧切口就可以完全暴露骨缺损区。切开骨缺损区上方的牙龈乳头，然后沿着缺损区两侧牙齿的牙龈沟，从邻间区向颊侧进行龈沟内切开（图2）。如果这样切开后，不能完全清理骨缺损区域或周围牙齿的牙根面，可改用MIST技术。

[1]Cortellini P, Tonetti MS. A minimally invasive surgical technique with an enamel matrix derivative in the regenerative treatment of intra-bony defects: a novel approach to limit morbidity. J Clin Periodontol 2007;34(1):87-93.

[2]Cortellini P, Tonetti MS. Improved wound stability with a modified minimally invasive surgical technique in the regenerative treatment of isolated interdental intrabony defects. J Clin Periodontol 2009;36(2):157-163.

此外，要想获得充分的减张，需要注意以下几点：①越过膜龈联合线3~4mm的部分要切成半厚瓣；②在减张不足的情况下，为了获得更充分的减张，可以在组织紧张部位先用刀背进行检查和钝性分离；③保护好牙龈乳头（表1-2）。

减张切开会导致出血，切开的时机应该选择在翻瓣后立即进行，而不是在缝合之前进行。如果在止血不完全的情况下缝合，术后容易形成血肿，造成术后感染[4]。

纵切口、减张切口

纵切口

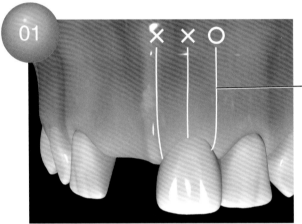

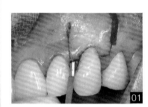

01 使用15C刀片或者眼科刀片。
纵切口一定要从牙齿的轴面转角处进行切开，这是基本的原则。但是，综合考虑血管走行及牙颈部切开时要与牙颈线垂直的要求，切口需在牙颈部形成一定的弯曲。纵切口如果切在牙冠中部，就会使牙龈裂开，最终导致牙龈萎缩。

01 微创刀片在操作时可以变换角度，因此在牙槽隆突等部位可换用微创刀片进行切开。

图1-1-3a

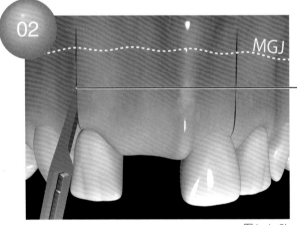

02 使用15C刀片在另一侧增加一个纵切口，切开的深度要直达骨面，长度越过膜龈联合线。
目的2：为了便于组织瓣进行根尖向或冠向移位（进行硬组织增量），建议在这种情况下用此切口。

图1-1-3b

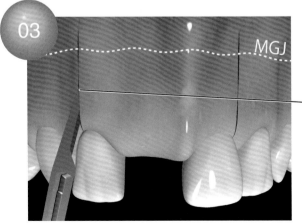

03 使用15C刀片在另一侧增加一个纵切口。
目的3：为了便于组织瓣进行根尖向或冠向移位（进行软组织增量），建议在这种情况下用此切口。

图1-1-3c

减张切口

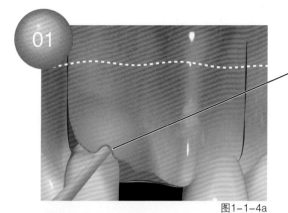

使用微创剥离子翻开全厚瓣。

图1-1-4a

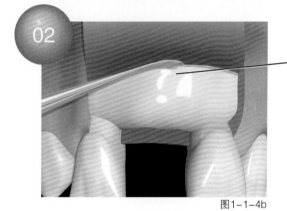

翻开全厚瓣后的状态。

图1-1-4b

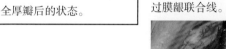

使用15C刀片或者手术剪刀进行骨膜减张切开。

图1-1-4c

✦ 与减张切口并用的纵切口

使用15C刀片进行纵切开，切口要越过膜龈联合线。

这样切开的目的是为了组织瓣的冠向移位，切开时需要注意以下几点：

①切开时刀刃与牙龈的相对角度：刀片应当倾斜一定的角度。

②是否要切到骨面（切开的深度）：全厚瓣的切开深度应深及骨面，半厚瓣则不能切到骨面。

③是否需要越过膜龈联合线（切开的长度）：由于要进行减张切开，纵切口必须越过膜龈联合线。

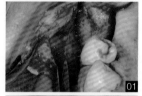

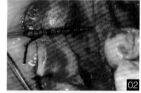

减张切开后，可以看到组织瓣有效拉伸。

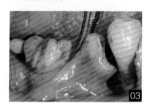

拉伸的幅度只要可以盖住邻牙，就可以达到良好的减张效果。

附加切口（回切）

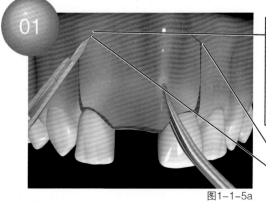

图1-1-5a

在减张不足的情况下，使用刀片背面将紧绷的骨膜进行钝性分离，形成一个"回切"的附加切口。

附加切口（回切）。

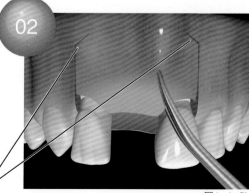

图1-1-5b

参考文献

[1]中田光太郎，木林博之（監著）．岡田素平太，奥野幾久，小田師巳，尾野　誠，園山亘，都築優治，山羽　徹（著）．エビデンスに基づいたペリオドンタルプラスティックサージェリー　イラストで見る拡大視野での臨床テクニック．東京：クインテッセンス出版，2016.

[2]鈴木真名（著）．イラストレイテッド　ペリオドンタル・マイクロサージェリー　アドバンステクニック—審美性を獲得するソフトティッシ

ュマネジメント—．東京：クインテッセンス出版，2010.

[3]小野善弘，宮本泰和，浦野　智，松井徳雄，佐々木　猛（著）．コンセプトをもった予知性の高い歯周外科処置　改訂第2版．東京：クインテッセンス出版，2013.

[4]堀内克啓（著）．インプラント外科　基本手技と自家骨移植のポイント．東京：クインテッセンス出版，2010.

循证证据

表1-2　牙龈乳头保存技术（Papilla Preservation Technique，PPT）的变迁

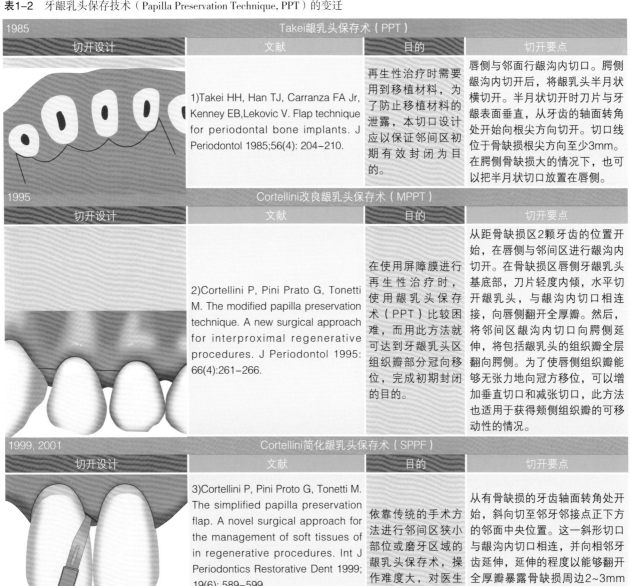

1985	Takei龈乳头保存术（PPT）		
切开设计	文献	目的	切开要点
	1）Takei HH, Han TJ, Carranza FA Jr, Kenney EB,Lekovic V. Flap technique for periodontal bone implants. J Periodontol 1985;56(4): 204-210.	再生性治疗时需要用到移植材料，为了防止移植材料的泄露，本切口设计应以保证邻间区初期有效封闭为目的。	唇侧与邻面行龈沟内切口。腭侧龈沟内切开后，将龈乳头半月状横切开。半月状切开时刀片与牙龈表面垂直，从牙齿的轴面转角处开始向根尖方向切开。切口线位于骨缺损根尖方向至少3mm。在腭侧骨缺损大的情况下，也可以把半月状切口放置在唇侧。
1995	Cortellini改良龈乳头保存术（MPPT）		
切开设计	文献	目的	切开要点
	2）Cortellini P, Pini Prato G, Tonetti M. The modified papilla preservation technique. A new surgical approach for interproximal regenerative procedures. J Periodontol 1995: 66(4):261-266.	在使用屏障膜进行再生性治疗时，使用龈乳头保存术（PPT）比较困难，而用此方法就可达到牙龈乳头区组织瓣部分冠向移位，完成初期封闭的目的。	从距骨缺损区2颗牙齿的位置开始，在唇侧与邻间区进行龈沟内切开。在骨缺损区唇侧牙龈乳头基底部，刀片轻度内倾，水平切开龈乳头，与龈沟内切口相连接，向唇侧翻开全厚瓣。然后，将邻间区龈沟内切口向腭侧延伸，将包括龈乳头的组织瓣全层翻向腭侧。为了使唇侧组织瓣能够无张力地向冠方移位，可以增加垂直切口和减张切口，此方法也适用于获得颊侧组织瓣的可移动性的情况。
1999, 2001	Cortellini简化龈乳头保存术（SPPF）		
切开设计	文献	目的	切开要点
	3）Cortellini P, Pini Proto G, Tonetti M. The simplified papilla preservation flap. A novel surgical approach for the management of soft tissues of in regenerative procedures. Int J Periodontics Restorative Dent 1999; 19(6): 589-599. 4）Cortellini P, Tonetti MS, Lang NP, Suvan JE, Zucchelli G, Vangsted T, Silvestri M, Rossi R, McClain P, Fonzar A, Dubravec D, Adriaens P. The simplified papilla preservation flap in the regenerative treatment of deep intrabony defects: clinical outcomes and postoperative morbidity. J Periodontol 2001;72(12): 1702-1712.	依靠传统的手术方法进行邻间区狭小部位或磨牙区域的龈乳头保存术，操作难度大，对医生的技术要求也高。而采用此方法可简化上述问题，并且在使用可吸收屏障膜时可以增大邻间区组织的初期封闭概率，术后牙龈乳头坏死的概率也大大降低。	从有骨缺损的牙齿轴面转角处开始，斜向切至邻牙邻接点正下方的邻面中央位置。这一斜形切口与龈沟内切口相连，并向相邻牙齿延伸，延伸的程度以能够翻开全厚瓣暴露骨缺损周边2~3mm的骨面为准。邻间区的龈沟内切口向腭侧延伸至牙龈乳头基底部，将骨缺损上方的牙龈乳头与腭侧瓣一起翻向腭侧。如果翻开的组织瓣有张力，不能有效拉伸，颊侧组织瓣可以向近远中方向延长切口，或者在颊侧组织瓣根尖方向进行骨膜的减张切开，也可以考虑同时增加垂直切口和减张切口。

这些切开方法多用于前牙区再生治疗。从Takei先生等提出龈乳头保存术（PPT）[1]开始，到创口易于完全关闭的改良龈乳头保存术（MPPT）[2]及适合牙根间距离狭窄区域的简化龈乳头保存术（SPPF）[3]，本书分别描述了各个方法的最基本技巧，在选择使用这些方法时，还应充分考虑骨缺损的位置、形态、使用的再生材料等因素进行综合判断。

全厚瓣、半厚瓣的翻开
Full- and Partial-thickness Flap Elevation

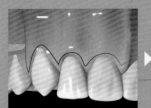 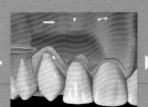 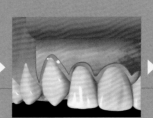 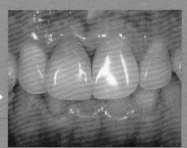

1. 全厚瓣的翻开

翻开全厚瓣是在切开时直接切至骨面，连同骨膜与组织瓣一起翻开，直接暴露骨面的一种方法（图1-2-1a～c）。这种方法虽然剥离组织瓣比较容易，但有时会难以将组织瓣固定到术者希望的位置。

全厚瓣多用于牙冠延长术、牙周组织再生术、牙种植术等（图1-2-3a～c）。切口设计要根据手术的目的，选择龈沟内切口、龈沟边缘切口、牙槽嵴顶切口等。

2. 半厚瓣的翻开

翻开半厚瓣是在上皮下结缔组织与骨膜之间进行锐性分离，组织瓣翻开时把骨膜保留在骨面上的一种方法（图1-2-2a～c）。骨膜保留在骨面上有利于保护牙槽骨。

与全厚瓣相比，翻开半厚瓣的技术操作难度较大，但是由于骨面上有骨膜的存在，可以利用骨膜作为固定源进行半厚瓣缝合，从而能够将组织瓣按照术者的意图进行移动和固位。这一方法多用于根尖向复位瓣术等牙周美容手术当中。

成功的关键点

全厚瓣的翻开

1. 在切开时，刀片要切达骨面。使用剥离子将骨膜切实从骨面上剥离。

2. 根据手术目的，选择合适的切口及切开方式。

3. 使用龈沟内切口时，在使用刀片切开之前，先使用Allen刀进行牙龈分离，这样可以避免锋利的刀片不小心损伤牙龈，保证翻开后组织瓣的边缘完整、整齐。

半厚瓣的翻开

1. 在进行锐性分离的时候，一定要保证刀片的锋利，因此要使用新的刀片。

2. 在进行根尖向复位瓣术时，如果从纵切口开始进行半厚瓣的分离，应当从根尖方向近膜龈联合线处开始锐性分离，这样组织瓣不容易穿孔。

3. 锐性分离时使用组织钳夹持组织瓣，略施力使组织瓣有一定的张力，注意透过牙龈及牙槽黏膜表面观察刀片在组织中的位置，这是防止组织瓣穿孔的小技巧。

全厚瓣的翻开

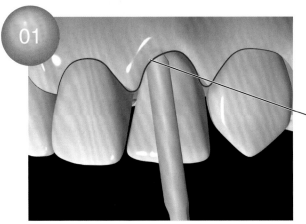

01

使用龈沟内切口时，先用微创剥离子Allen刀进行龈沟内切开，这样就可以避免刀片不小心伤到牙龈，从而确保翻开后的组织瓣断端锐利齐整。

图1-2-1a

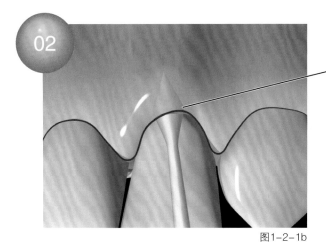

02

沿着切口线用微创剥离子的平面一侧贴着骨面，来回摆动将组织瓣剥离。

图1-2-1b

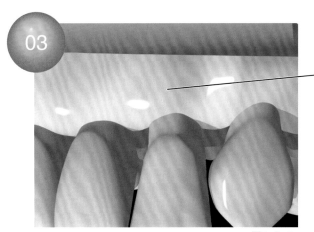

03

全厚瓣可以用于天然牙的翻瓣清创术、牙槽骨修整术等术式，有利于翻开组织瓣暴露骨面。

图1-2-1c

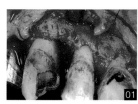

翻开全厚瓣是将组织瓣从骨面剥离、翻开，从而暴露骨面。牙龈瓣由于与骨膜连在一起，血管及血供丰富，因此不容易坏死。

半厚瓣的翻开

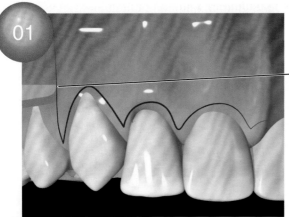

01

使用锋利的刀片。制作半厚瓣时，建议从纵切口根尖方向近膜龈联合线开始锐性分离，这样组织瓣不容易穿孔。

图1-2-2a

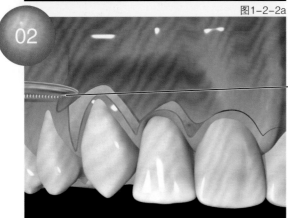

02

使用组织钳等将组织瓣夹持并给组织瓣施予轻微的张力，刀片平行于骨面在骨膜上切开组织。这时，要注意透过牙龈观察刀片的位置。

图1-2-2b

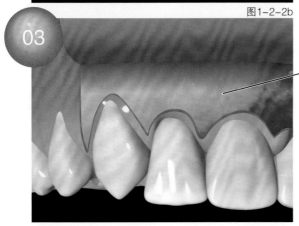

03

通过刀片在上皮下结缔组织和骨膜之间进行锐性分离，将骨膜保留在骨面上，翻开，获得半厚瓣。这样，可以保护牙槽骨。在进行结缔组织移植时，移植组织可以获得上皮及骨膜两侧的血液供给。

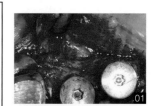

半厚瓣是通过刀片在上皮下结缔组织内进行锐性分离获得的。操作过程中要尽可能小心，精细操作组织瓣，使对血供的损害降到最低程度，从而防止组织瓣坏死等问题。

图1-2-2c

循证证据

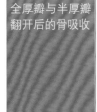
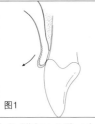
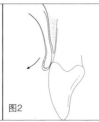

全厚瓣与半厚瓣翻开后的骨吸收

图1　　　图2

无论是全厚瓣还是半厚瓣，在翻开后都会造成手术部位的骨吸收。遗憾的是，目前还缺乏翻开全厚瓣和半厚瓣之后对人类牙槽骨吸收量影响的比较研究[1-2]。然而，动物实验表明，翻开半厚瓣并不能完全阻止骨吸收，但与翻开全厚瓣相比，骨吸收的量可能会较小[3]。据此，在翻瓣时，骨膜剥离的范围既要满足牙周手术的需要，又要考虑到术后骨吸收的风险，尽量缩小其范围。图1为全厚瓣，图2为半厚瓣的模式图（图片引自参考文献[4]并有改动）。

[1]Donnenfeld OW, Marks R, Glickman I. The apically repositioned flap – a clinical study. Journal of Periodontol 1964;35(5):381-387.
[2]Wood DL, Hoag PM, Donnenfeld OW, Rosenfeld LD. Alveolar crest reduction following full and partial thickness flaps. J Periodontol 1972;43(3):141-144.
[3]Fickl S, Kebschull M, Schupbach P, Zuhr O, Schlagenhauf U, Hürzeler MB. Bone loss after full-thickness and partial-thickness flap elevation. J Clin Periodontol 2011;38(2):157-162.
[4]Otto Zuhr, Marc Hürzeler（著）.申基喆（監訳）.拡大写真で見るペリオとインプラントのための審美形成外. 東京:クインテッセンス出版，2014;90,94.

全厚瓣的翻开的实际应用（图1-2-3a～c）

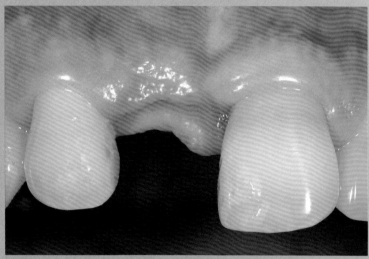

图1-2-3a　拔牙后8周，右侧中切牙缺损区。周围组织无炎症。

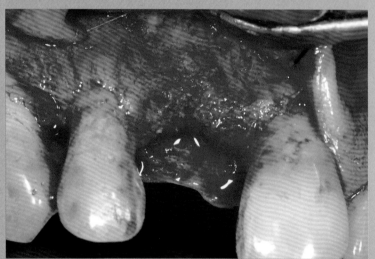

图1-2-3b　牙缺损区要植入种植体，使用微创剥离子翻开全厚瓣，切实暴露骨面。

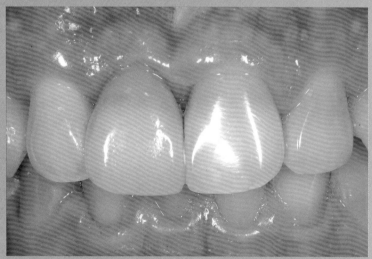

图1-2-3c　右侧中切牙缺损区经过种植修复3年后的口内照片。美学效果良好。

缝合、打结

Suture and Ligation

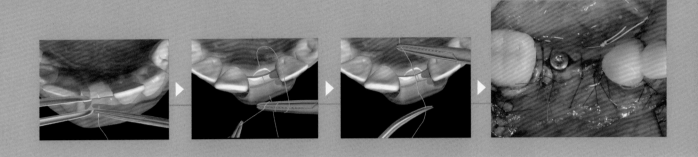

1. 打结的种类

打结对于缝合来说非常重要，打结操作要尽量少，只要拆线时仍未松脱即可。打结的目的是系紧两端，且不对周围组织造成损伤。要根据缝合的位置和目的来选择合适的缝合方法及缝合线。

对缝合线来说，多股线的摩擦系数往往比较高，打结后不易松脱。反之，单股线摩擦系数低，打结不够紧实。在牙周手术中，最常用的打结方法是方结、顺结和外科结3种（图1-3-1～图1-3-3）。

打结的种类

方结（Square knot）

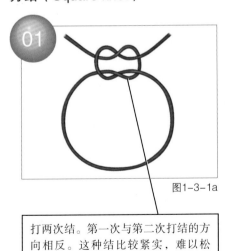

图1-3-1a

打两次结。第一次与第二次打结的方向相反。这种结比较紧实，难以松脱，是最常用的打结方法之一。

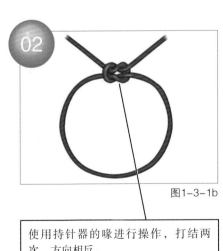

图1-3-1b

使用持针器的喙进行操作，打结两次，方向相反。

使用持针器的喙进行操作，打结两次，方向相反。

顺结/老奶奶结（Granny Knot）

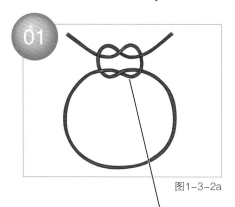

图1-3-2a

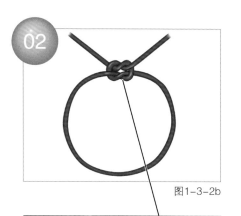

图1-3-2b

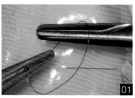

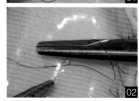

与方结一样，打两次结。但第一结与第二结的打结方向相同。这种结的缺点是容易松脱，优点是由于两次打结方向相同，特别适合在口腔内这种狭小空间内操作。为了防止结缓慢松脱，可以增加打结的次数。

打第二个结后拉紧，完成打结。此打结方式相对能够系紧，在口腔科使用较多。但是，使用多股缝合线采用此方法打结时，在打结的过程中保持结不松脱比较困难，有时候也会出现无法系紧的情况。

使用持针器的喙打两次结，打结的方向相同。

外科结（Surgeon's Knot）

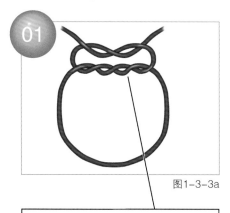

图1-3-3a

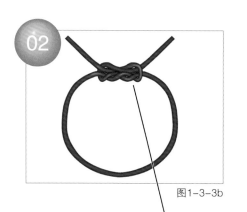

图1-3-3b

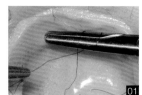

打第一个结时绕两次，与方结相同，第二个结与第一个结方向相反。

在打第一个结时，缝合线要绕两次，这样可以增大摩擦力，用于张力较大组织的缝合打结。其优点是在打第二个结时，第一个结不会松脱。

在打第一个结时，缝合线绕持针器的喙两次。

成功的关键点

1. 打结要使用最少的操作来得到最好的效果。
2. 不同的缝合线（单股线、多股线）适用不同的打结方法。
3. 一般来说，摩擦系数大的缝合线适合方结和顺结，摩擦系数小的缝合线适用于外科结。

2. 间断缝合

　　扩大视野下进行缝合、打结（微创缝合）的本质是一种既可完全闭合创缘、龈瓣又完全没有张力的缝合方法。完全闭合创缘是获得一期愈合的必要条件，也是获得创面早期愈合及美学效果的必要条件。

　　缝合时，如果使用较大的力量进行拉拢，组织瓣就可能会产生褶皱，创缘可能会有重叠、无法形成平齐的对接，导致创面无法完全密闭。在这里介绍一种特有的微创缝合方法，其打结方法具有缝合后可以调整组织瓣张力的优点，可以避免组织瓣形成褶皱，它在既要求密闭创口又要避免产生组织瓣张力的情形下很有用，这种方法也属于间断缝合的一种，我们称之为"减张缝合"。

　　减张缝合的方法是：打第一个结的时候绕两次，打第二个结也绕两次，但并不拉紧，而是与第一个结之间形成一个小的"扣"，用以调整组织瓣的张力（图1-3-4a～g）。

间断缝合（减张缝合）

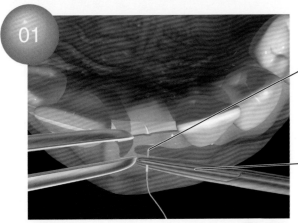

01

多使用6-0或7-0的缝合线。注意针刺入的角度应当与组织瓣垂直，这样才可能使创缘平齐对接。

微创缝合时不能使用手指牵拉缝合线进行打结，一定要使用微创手术专用持针器夹持缝针（利手侧），非利手侧用尾钳夹持缝线。

图1-3-4a

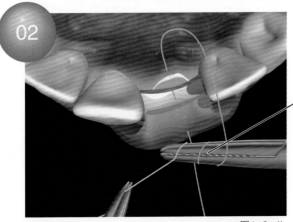

02

将持针器置于切开线附近，持针器绕缝合线两圈。操作要点：由于持针器缠绕缝合线以后必须去夹持缝合线的自由端以便拉紧打结，所以在绕线的时候，要距离夹持的缝线自由端近一些。

图1-3-4b

成功的关键点

1. 在打结时，要缓慢牵引缝合线。如果牵拉过急，容易导致缝合线自身缠绕打结。

2. 一定保证缝合时组织瓣无张力，时刻观察组织瓣，不能形成褶皱。

3. 剪断缝合线时要保留约5mm的长度，留线过短容易造成结的松脱。

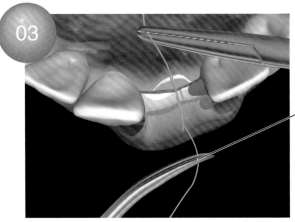

03

将缝合线两个端向相反的方向缓慢牵拉，不要使结重叠。在进行这一步操作的时候，如果着急、操作比较快会引起重叠，且越细的缝合线越容易形成重叠。

图1-3-4c

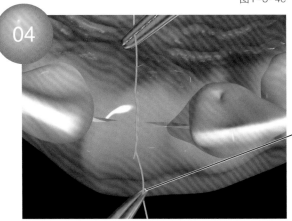

04

拉紧缝线使组织瓣断端平齐相对，施力不要过大，缓慢加力，不要让组织瓣形成褶皱。如果形成了褶皱，就要缓慢地调整打结。这种使组织瓣无张力的打结方法对于将来的愈合很有好处。

图1-3-4d

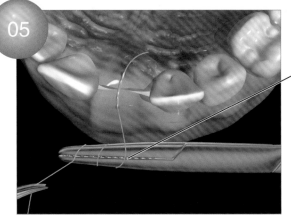

05

与像打第一个结那样，将持针器置于切开线附近，持针器绕缝合线两圈。此处操作的要点：和打第一个结时的牵拉力一样，由于第一个结会慢慢变松，因此，从距打结不远处就要开始打第二个结，迅速地完成，动作要一气呵成。

将缝合线的两个断端夹持好，向相反的方向牵拉，但并不将第二个结与第一个结打紧，而是在两者之间形成一个小的环状空间。

剪断缝合线时，为防止脱线，保留的线端长度要比普通的打结方法长，通常要留5mm左右。由于留的缝线较长，因此需要将缝线断端压向组织瓣方向，这样结就不容易松脱。

图1-3-4e

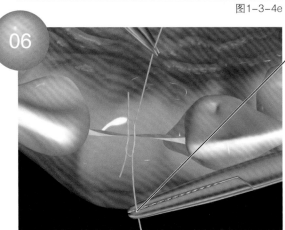

06

图1-3-4f

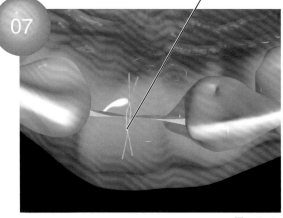

07

图1-3-4g

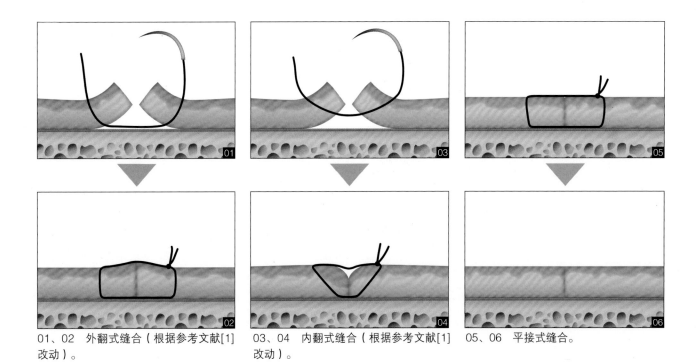

01、02　外翻式缝合（根据参考文献[1]改动）。

03、04　内翻式缝合（根据参考文献[1]改动）。

05、06　平接式缝合。

3. 褥式缝合——水平褥式缝合及垂直褥式缝合

3.1　外翻式缝合与内翻式缝合

按照缝合后创缘结合的方式，可以将缝合方法分为内翻式缝合和外翻式缝合两种。但是，使用微创缝合方法，可以达到创缘的完全平接闭合，这是一个新的缝合方法，笔者将其称之为平接式缝合，以示区别。

3.1.1　外翻式缝合（凸形对接）

缝合针垂直于组织瓣刺入，将深部组织多带上一些，在缝合完成后创缘向外略微凸起，为外翻式缝合。这种缝合方法适用于不能将上皮内翻，需要将深部组织紧密缝合以促进愈合及牙周再生性手术、GBR手术和软组织扩增术等情形（本页，01、02）。

3.1.2　内翻式缝合（凹形对接）

缝合针刺入组织瓣时的角度较小，因此缝合时带上的深部组织量较少，在缝合完成后创缘略向内凹陷，为内翻式缝合。这种缝合方法容易形成瘢痕愈合。另外，由于上皮组织内翻，深部组织的密封性受到影响，创缘裂开的可能性比较大。在组织瓣减张不足、存在较大张力的情况下缝合，会出现类似的情况（本页，03、04）。

3.1.3　平接式缝合

这一缝合方式可以达到组织瓣完全复原、端端平齐相接等微创美容手术缝合时要达到的目标。有利于早期愈合和获得审美效果（本页，05、06）。

3.2　褥式缝合下的外翻或内翻式缝合方法

褥式缝合是缝合线在组织内呈"U"形，创缘不是"点"接触而是"面"接触的一种缝合方法。这一方法有将组织瓣向基底面压迫的效果，从而使组织瓣与根面或者骨面紧密贴合。另外，采用褥式缝合可以减少较大创口上的缝合次数，节省缝合时间。

褥式缝合可以分为水平褥式缝合和垂直褥式缝合。水平褥式缝合使用在近远中向较长的伤口区域，垂直褥式缝合使用在牙龈乳头等近远中向狭窄但纵向

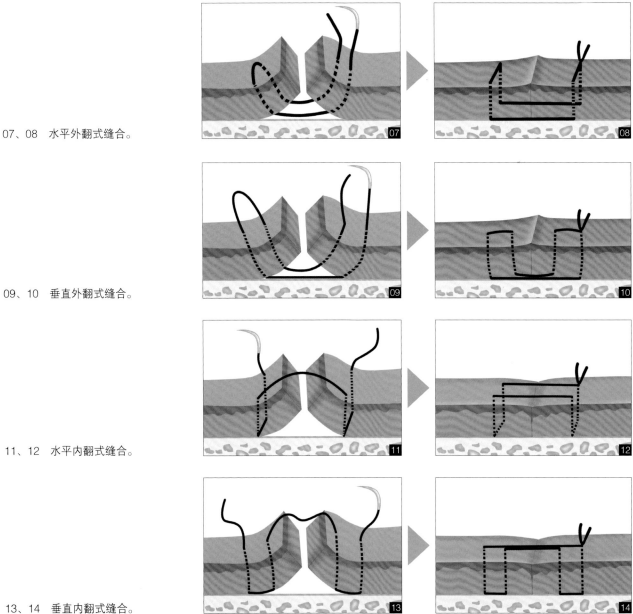

07、08 水平外翻式缝合。

09、10 垂直外翻式缝合。

11、12 水平内翻式缝合。

13、14 垂直内翻式缝合。

较长的区域。这两种褥式缝合都有对应的外翻式缝合及内翻式缝合方法，这里将分别介绍其缝合方法和应用范围。

褥式缝合中的外翻式缝合的特点是：缝合线在创缘下方通过，能使创缘向上凸起，可以维持组织瓣与骨面之间的空间。由于这一特点，可以将其用于牙周再生性手术、GBR手术等需要维持骨填充材料空间的情况，也可用于软组织扩增术来维持填充结缔组织瓣的空间（本页，07~10）。

相对的，褥式缝合中的内翻式缝合，其特点是：

缝合线在创缘的上方通过，可以将创缘向下压迫。因此，这种缝合方法可以用于牙周切除性手术，或者不需要同期植骨的牙种植术等情况，缝合后可以使组织瓣与骨面或者根面紧密贴合。假如在牙周再生性手术中使用内翻式缝合，本来需要形成植骨材料填充空间的地方就会受到压迫，破坏骨再生空间的维持（本页，11~14）。

综上所述，缝合方法的选择是非常重要的（图1-3-5～图1-3-8）。

15、16　交叉褥式缝合。多用于拔牙后，拔牙窝内填入胶原块等填充物（可以帮助止血）时。

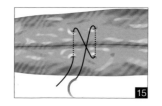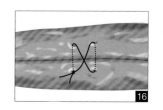

3.3　交叉褥式缝合

　　交叉褥式缝合，是缝合线在创口上交叉越过，属于水平褥式缝合的一个变形。在向拔牙窝内填入胶原块时，使用此缝合方法可防止胶原块脱出拔牙窝。本方法也可用于游离龈移植时将游离龈瓣固定于受床上，或者用于固定覆盖上腭供区的胶原片等（本页，15、16）。

3.4　垂直悬吊褥式缝合（垂直褥式缝合的变形）

　　垂直悬吊褥式缝合，是对创面下深部及浅部组织

进行垂直缝合，在打结侧的对侧形成一个环，缝线从此环中通过后向上悬吊、打外科结。这一方法是垂直褥式缝合的一个变形，可以达到垂直褥式缝合与间断缝合两种方法的共同效果，能非常紧密地关闭创口。但是，由于有缝合线在创口上方，会将创缘向下压迫，属于内翻式缝合方法，因此不适用于牙齿邻间区的再生性手术。对于牙齿邻间区的再生性手术，推荐的缝合方法是垂直外翻式缝合，将牙齿邻间区组织瓣的基底部向上抬起，再合并使用无张力的间断缝合方式（图1-3-9a~h）。

褥式缝合——水平褥式及垂直褥式

水平外翻式缝合

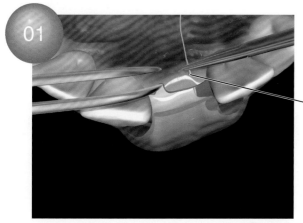

01

缝合从腭侧开始刺入。如果从颊侧开始，结会打在颊侧，容易埋入黏膜下，造成拆线困难。

图1-3-5a

❌缝线的选择

在进行软硬组织增量时，由于需要拉拢缝合，这时选择4-0或5-0的较粗缝合线比较合适。细的缝合线耐受不了组织瓣的牵张力。GORE-TEX缝合线比较柔软光滑，也有一定的弹性，相对于其他缝合线，比较适用于拉拢缝合。如使用GORE-TEX缝合线，推荐使用CV-5（相当于普通缝合线4-0的粗细），打3个结。再用间断缝合（使用6-0或7-0的缝线）的方法追加缝合。

成功的关键点

1. 水平褥式缝合适用于近远中向比较长的伤口区域，垂直褥式缝合适用于牙齿邻间区等纵向比较长的伤口区域。

2. 外翻式缝合可以将创缘上抬，内翻式缝合会将创缘下压。

3. 牙周再生性手术、GBR手术以及软组织扩增术时，推荐使用外翻式褥式缝合与间断缝合并用。

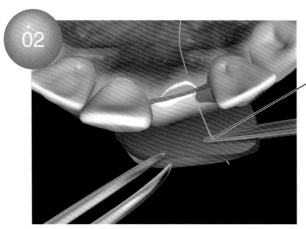

02

接着从唇侧组织瓣的内侧面、距离切口4~5mm处刺入。如果唇侧组织瓣有减张切口，在减张切口的冠方一侧刺入。

图1-3-5b

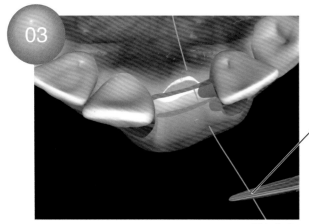

03

在牵拉缝合线时一定要小心，不要伤及组织瓣。

图1-3-5c

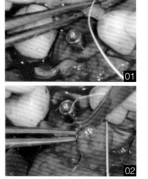

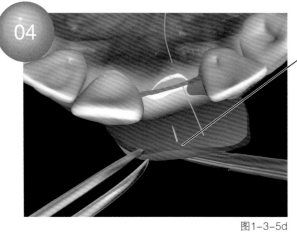

04

从唇侧组织瓣的唇侧再度刺入。

图1-3-5d

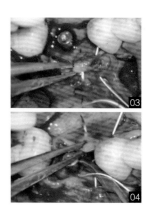

05

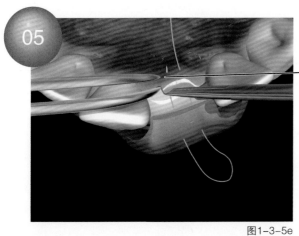

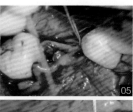

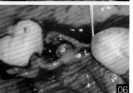

然后从腭侧组织瓣的内面刺入。由于腭侧组织瓣较厚，需要使用组织钳将瓣提起固定，从而使缝合针能够垂直刺入组织瓣。

图1-3-5e

06

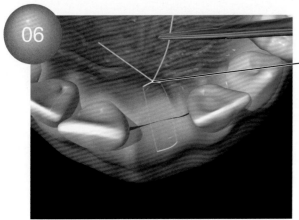

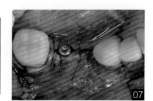

在腭侧打结。由于缝合线在组织瓣创缘下方，因此缝合后可以使组织瓣的创缘略微向外隆起。

图1-3-5f

水平内翻式缝合

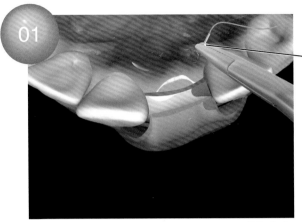

缝合针从腭侧组织瓣刺入并穿出。注意在刺入和穿出时，缝合针尽量与组织瓣垂直。

图1-3-6a

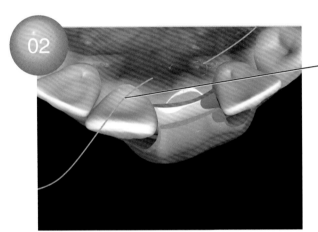

在牵拉缝合线时注意不要损伤组织瓣，应轻轻牵拉。

图1-3-6b

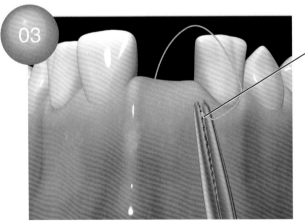

缝线跨过切口，缝合针从唇侧组织瓣的唇侧刺入。

图1-3-6c

✄水平内翻式缝合

由于缝合线在组织瓣外侧跨过切口，可以对组织瓣有一个从上向下的压力。

适合于牙周切除性手术等近远中向较长的组织瓣手术，可以达到组织瓣与根面或骨面紧密贴合的效果。

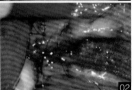

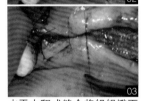

水平内翻式缝合将组织瓣下压的能力较强，但创口的闭合能力较弱，因此有时需要追加间断缝合。

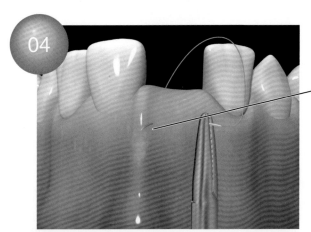

04

缝合针从唇侧穿出时，注意穿出点的位置距离刺入点的宽度要与腭侧一致。

图1-3-6d

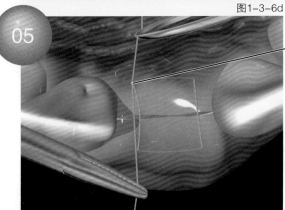

05

在腭侧使用外科结（2×1）打结。

图1-3-6e

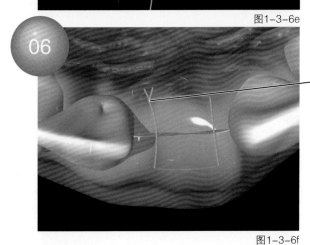

06

缝合线跨过切口、在组织瓣的外侧通过。因此，可以将组织瓣下压，从而与骨面紧密贴合。

图1-3-6f

循证证据

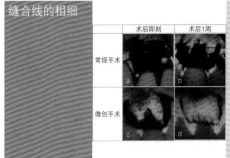

缝合线的粗细

	术后即刻	术后1周
常规手术	a	b
微创手术	c	d

在缝合的时候，控制好加在组织瓣上的张力，对于降低术后伤口裂开、瘢痕形成的概率非常重要[1-2]。

动物实验提示，缝合线粗细不同，加在组织瓣上的张力就不同，组织断裂的概率也不相同[3]。该实验表明，3-0或5-0的缝线容易对组织瓣加上比较大的张力。在组织断裂概率高的情况下，使用7-0的缝线可以起到保护组织的作用，因为缝线会在组织断裂前断开[3]。还有一种情况是，需要根据缝合的目的来选择合适粗度的缝线，比如在进行较大的增量性手术时需要进行褥式缝合，就比较适合使用较粗的缝线。

临床研究结果也提示，通过使用显微镜或放大镜进行精细的显微外科手术，使用较细的缝线可以获得更好的愈合效果[4]（图片引自参考文献[1]并有改动）。

[1]Burkhardt R, Lang NP. Role of flap tension in promary wound closure of mucoperiosteal flaps: a prospective cohort study. Clin Oral Implants Res. 2010;21(1):50-54.
[2]Pini Prato G, Pagliaro U, Baldi C, Nieri M, Saletta D, Cairo F, Cortellini P. Coronally advanced flap procedure for root coverage. Flap with tension versus flap without tension: a randomized controlled clinical study. J Periodontol 2000;71(2):188-201.
[3]Burkhardt R, Preiss A, Joss A, Lang NP. Influence of suture tension to the tearing characteristics of the soft tissues: an in vitro experiment. Clin Oral Implants Res 2008;19(3):314-319.
[4]Otto Zuhr, Marc Hürzeler（著）. 申　基喆（監訳）. 拡大写真で見るペリオとインプラントのための審美形成外科. 東京；クインテッセンス出版，2014；42.

垂直外翻式缝合

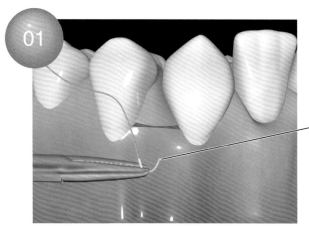

01

缝合针从唇侧组织瓣刺入。

图1-3-7a

垂直外翻式缝合

垂直外翻式缝合

适合于牙龈乳头等近远中向狭窄部位的再生性手术缝合。外翻式缝合的目的是上抬组织瓣、维持骨填充材料的空间。

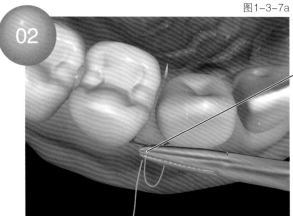

02

缝合线从切口下通过，缝合针从腭侧组织瓣的内侧刺入。

图1-3-7b

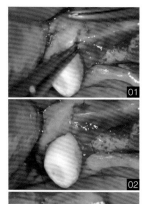

01

02

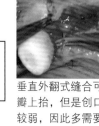

03

垂直外翻式缝合可以将组织瓣上抬，但是创口的闭合力较弱，因此多需要追加间断缝合。

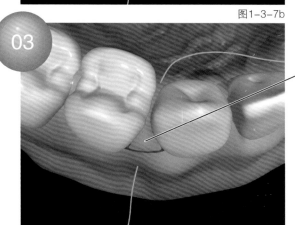

03

由于牙龈乳头基底部的组织瓣较薄，选择细的缝合线防止组织撕裂。

图1-3-7c

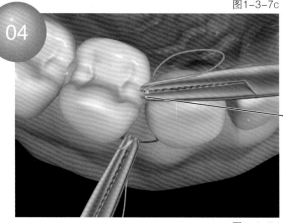

04

从腭侧组织瓣的底部再度刺入。

图1-3-7d

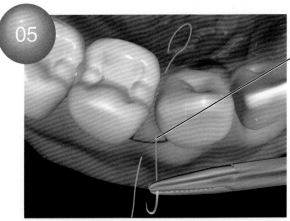

05 缝合线从牙龈乳头组织瓣下通过，暂时从切口处牵出。

图1-3-7e

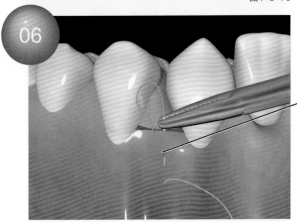

06 缝合针从唇侧组织瓣的内侧向外侧刺入并穿出。

图1-3-7f

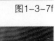
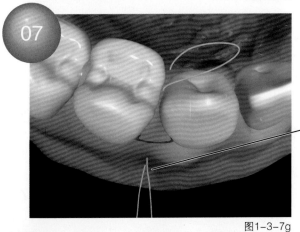

07 缓慢小心地牵拉缝合线，勿伤及组织瓣。

图1-3-7g

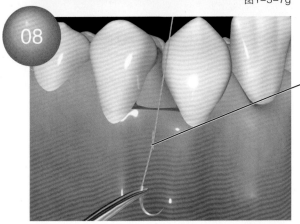

08 打外科结（2×1）。
缝合线在切口下方的组织内通过，可以将创缘上抬。切口需追加间断缝合。

图1-3-7h

垂直内翻式缝合

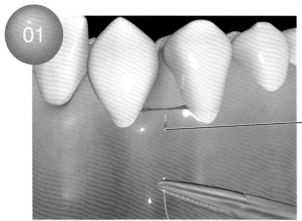

缝合针在唇侧组织瓣的角化区内刺入并穿出。

图1-3-8a

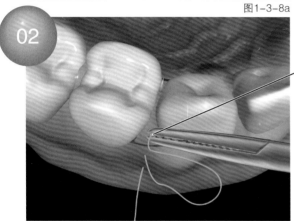

缝合线从切口上方跨过，缝合针从腭侧组织瓣外侧刺入并穿出。

图1-3-8b

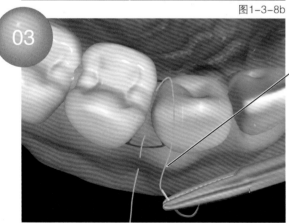

将缝合线从邻接点下方穿过，准备在唇侧打结。

图1-3-8c

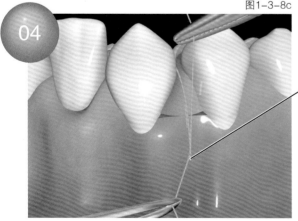

打外科结（2×1）。

图1-3-8d

❇垂直内翻式缝合

适合于龈乳头区等近远中较窄的区域，可以有效地使组织瓣紧密贴合于骨面。

由于组织瓣受到缝线向下的压力，在再生性手术中不利于空间的维持，这时应避免使用此缝合方法。

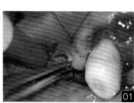
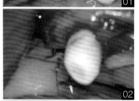
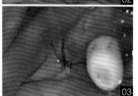

在狭窄的区域进行缝合，刺入或穿出比较困难。这种情况下，如果无法一次完成刺入及穿出的操作，可以将其分解操作，就比较容易了。

垂直悬吊褥式缝合

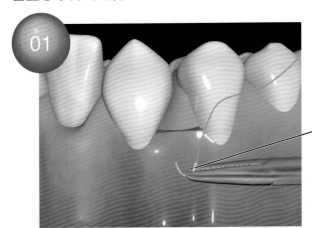

01

缝合针从唇侧组织瓣刺入。

图1-3-9a

▶垂直悬吊褥式缝合

这是垂直褥式缝合的一个衍生方法，可以达到垂直褥式缝合及间断缝合合用的效果，有很强的关闭创口能力。尤其适合于在牙龈乳头区等狭窄部位并只能通过一次缝合来关闭创口的情形。

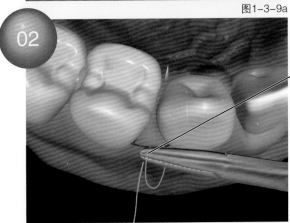

02

缝合线从切口下方的组织内通过，然后缝合针从腭侧组织瓣的内侧刺入。

图1-3-9b

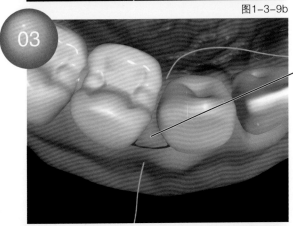

03

牙齿邻间区的组织瓣基底部比较薄，注意选择较细的缝合线来避免组织的撕裂。

图1-3-9c

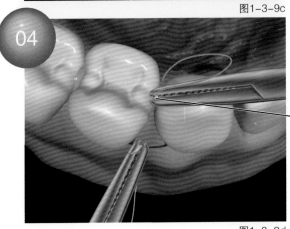

04

从腭侧组织瓣的基底部再度刺入。

图1-3-9d

05

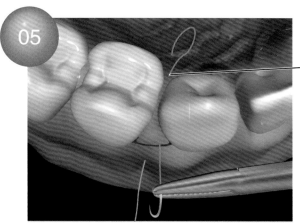

缝合线从牙齿邻间区的组织瓣下通过，先暂时从切口处引出，但要在腭侧留一段线不完全拉紧，形成一个"扣"。

图1-3-9e

06

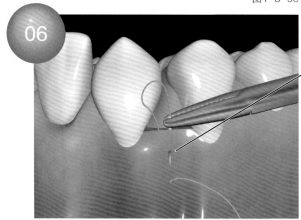
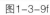

缝合线从组织瓣下通过，再次穿出。

图1-3-9f

07

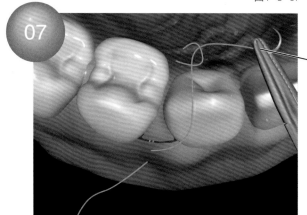

缝合线从腭侧留的"扣"里穿过。

图1-3-9g

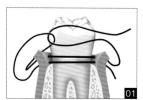

图1-3-9g缝合时的切面图（引自参考文献[3]并有改动）。

08

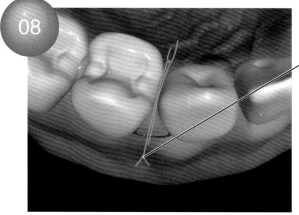

打结完成。

图1-3-9h

4. 悬吊缝合

悬吊缝合用于组织瓣仅在牙齿一侧的情况下。这一缝合方法是首先从组织瓣的一个龈乳头区进针，缝合线从牙齿邻间区穿过，到组织瓣的对侧，绕过牙齿回到组织瓣的另一侧龈乳头区，将整个组织瓣悬吊固定于组织瓣对应的牙齿上，在第一次进针的位置打结固定。这样可以将组织瓣向冠方复位，并与牙颈部紧密贴合。适合用于冠向复位瓣术或者用于固定屏障膜（图1-3-10a～g）。

悬吊缝合

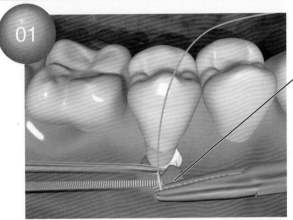

缝合时要注意不要损伤组织瓣，进针点要避开牙龈乳头的狭窄部位，选在龈乳头根方的部位。如果有移植物，应当将移植物也一并缝合上，便于将其固定。

图1-3-10a

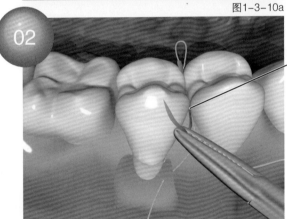

通过牙齿邻间区的间隙将缝合线送向舌侧。将缝合针根部先向舌侧穿过，可以避免损伤缝合针的针尖。

图1-3-10b

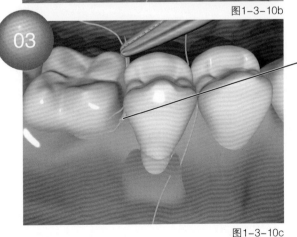

从舌侧将缝合针送回颊侧。

图1-3-10c

成功的关键点

1. 在牙龈乳头比较细窄的情况下，缝合时要注意加力的大小，不要形成过大的缝合张力。

2. 在有移植物（比如结缔组织瓣）的情况下，要将移植物与组织瓣缝合在一起，这样可以确保移植物的固定。

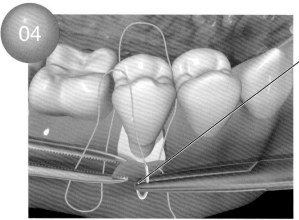

04

将缝合针（缝上组织瓣另一侧的龈乳头后）再从颊侧送向舌侧。

图1-3-10d

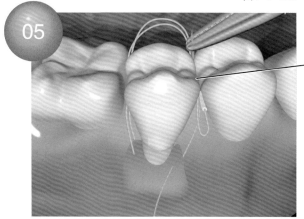

05

将缝合线绕过牙齿，并将缝合针从舌侧送回颊侧。

图1-3-10e

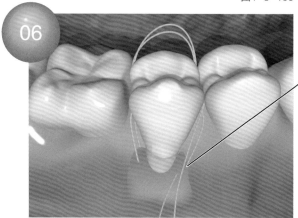

06

打结前的状态。

图1-3-10f

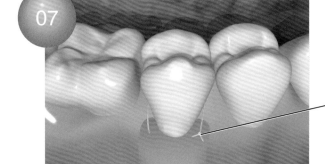

07

在最初的刺入点打结，可将组织瓣向冠方复位。

图1-3-10g

5. 连续缝合

连续缝合是使用一根缝线不间断地缝合较长切口的一种缝合方法，它一般只会在第一针和最后一针打两个结，相对于间断缝合的多次打结可节约时间和缝合线。然而，这种方法在缝合过程中线容易松开，要紧密闭锁创口比较困难。并且，由于是一根线完成缝合，只要有一处地方发生断裂松脱，就会导致整个缝合部位的松脱，切口全部裂开，这也是它的一个主要缺点。

5.1 单纯连续缝合

此方法的操作比较简单，但缝合线没有办法与切口成直角，封闭创口的作用较差（图1-3-11a～g）。

5.2 连续锁边缝合

由于缝合线可以与切口成直角，因此封闭创口的能力较强，缝合线松脱的概率也相对较小。然而，由于缝合线的走行比较复杂，这将导致拆线比较费时间（图1-3-12a～i）。

连续缝合

单纯连续缝合

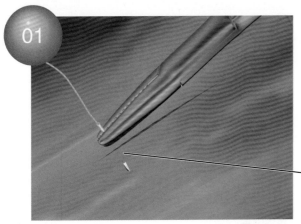

01

缝合时缝针要与切口垂直刺入并穿出，而且刺入点和穿出点距离切口的位置要一致。

图1-3-11a

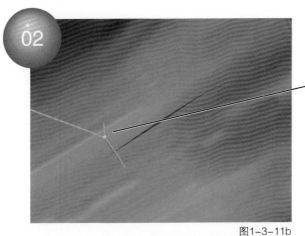

02

按照间断缝合的方法进行缝合并打结。

图1-3-11b

成功的关键点

1. 为了防止缝线松脱，在缝合时要加上适当的拉力。

2. 一定要注意刺入点和穿出点距离切口的位置要一致，刺入点间距要均一，创面获得的张力要均匀。

03

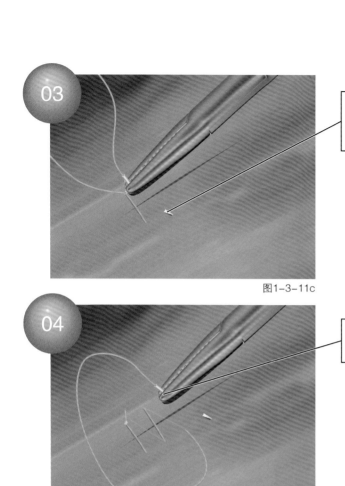

在距离第一刺入点较近的位置相对切口线斜向刺入，使穿出点距离第一穿出点较远。

图1-3-11c

04

这之后，保持均匀的间隔进行连续的缝合。

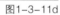

图1-3-11d

05

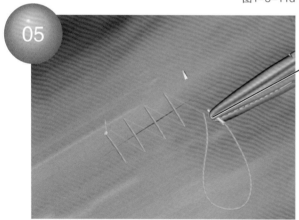

在打结之前，刺入点是在最后的穿出点附近，再度刺入。

图1-3-11e

06

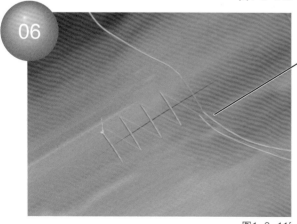

这时，在切口的一侧是一股缝线，另一侧的缝线折叠形成两股，然后将这两侧的缝线打结。

图1-3-11f

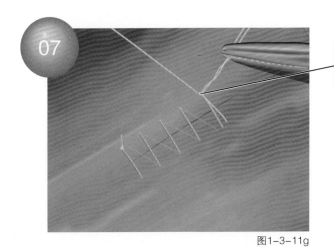

07

调整所有针脚，在保证所有的缝线都不松的情况下打结。

图1-3-11g

连续锁边缝合

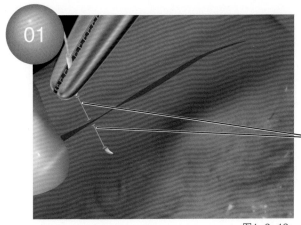

01

缝合时要使刺入点和穿出点与切口的距离一致，行针的方向应与切口垂直。

图1-3-12a

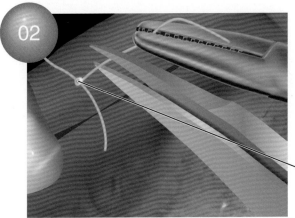

02

按照间断缝合的方法进行缝合、打结。打结后剪断缝合线的自由端。

图1-3-12b

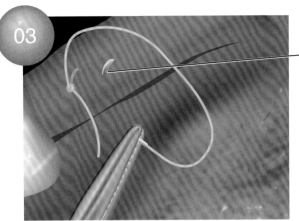

03 在第一个刺入点的另一侧的组织瓣上再次刺入，行针的方向仍与切口垂直。

图1-3-12c

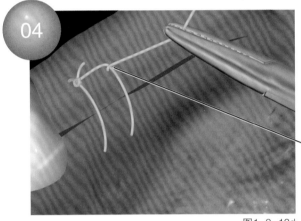

04 从缝线内侧将线挂上，再准备下一次的刺入。这时应当调整好缝线的张力，使其不易松脱。

图1-3-12d

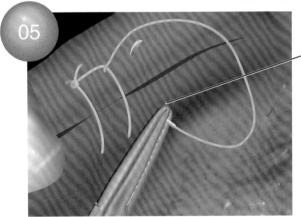

05 与第二针一样，在第一个刺入点的另一侧的组织瓣上刺入，然后依次连续缝合。

图1-3-12e

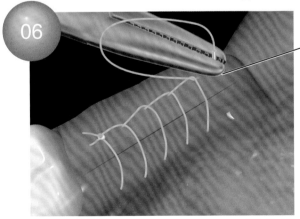

06 为了便于打结，最后一针要在第一针同侧的组织瓣上刺入。

图1-3-12f

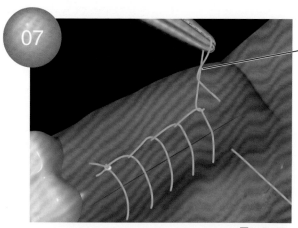

07

一侧的缝线折叠形成两股，与另一侧的单股缝线打结。

图1-3-12g

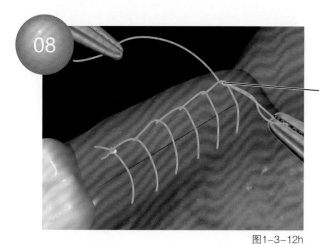

08

打结打在最后的刺入点上。

图1-3-12h

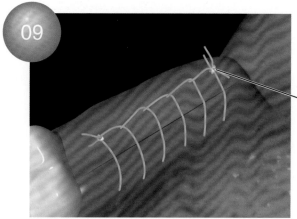

09

打结完成。

图1-3-12i

参考文献

[1]河奈裕正，朝波惣一郎，行木英生（著）．改訂新版 インプラント治療に役立つ外科基本手技—切開と縫合テクニックのすべて—．東京：クインテッセンス出版，2015．

[2]小野善弘，宮本泰和，浦野 智，松井徳雄，佐々木 猛（著）．コンセプトをもった予知性の高い歯周外科処置 改訂第2版．東京：クインテッ

センス出版，2013．

[3]Lee H．Silverstein（著）．Gordon J．Christensen, David A．Garber, Roland M．Meffert, Carlos R．Quinnes（解説執筆者）．上村恭弘（訳）．デンタル スーチャリング 歯科縫合術の基礎：手術創閉鎖の完全ガイド．東京：クインテッセンス出版，2001．

第 2 章 结缔组织瓣的获取

Harvesting Techniques of Connective Tissue

从上腭获取结缔组织瓣

Harvesting Techniques of Connective Tissue from Palate

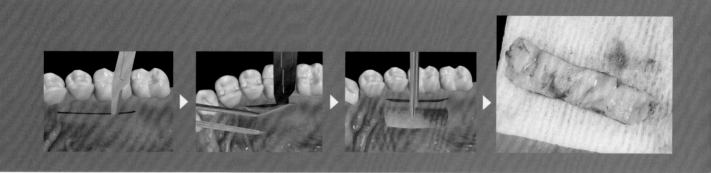

1. 单切口技术

目前，获取上皮下结缔组织瓣的方法有很多，从供区愈合（血液供应）的角度考虑，采用单切口法形成的"信封"技术是最优的方法。这一术式缝合简单、愈合快速，但是从一个单一切口中获取结缔组织瓣的操作技术难度很大，初学者可以先使用"L"形切口法。"U"形切口技术对血供的影响比较大，创伤也较大，因此不推荐使用。另外，在获取结缔组织瓣时，如果使用骨膜剥离子等器械将骨膜从骨面上分离并取下，就容易导致上皮坏死和死骨形成。一旦发生这种情况，局部会感染并伴有腐败气味，不仅会给患者增加痛苦，而且会导致愈合时间延长。因此，在获取结缔组织瓣的时候强烈推荐使用刀片，将骨膜保留在骨面上（图2-1-1a～x）。

成功的关键点

1. 结缔组织瓣质量好坏的标志是能否尽可能薄并且完整地去除上皮组织。使用刀片切除上皮组织时，要注意从上皮侧上方观察，确保可以透过上皮看到刀片，这时切除的上皮厚度大约为0.5mm，可以获得紧邻上皮的上皮下结缔组织。
2. 从愈合的角度考虑，必须使用刀片获取结缔组织瓣，并将骨膜保留在骨面上。
3. 为了预防术后出血，应当嘱咐患者2周内不要使供瓣区接触食物，为了加强患者对伤口的关注，缝合线要保留至少2周再拆线。

单切口技术

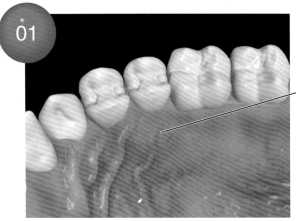

在术前应当仔细检查上腭供瓣区的黏膜。
尤其是黏膜的厚度，建议事先通过浸润麻醉的注射针头测量等方法确认。关于供瓣区结缔组织的质量评估，可以参考在局部浸润麻醉注射时受到的阻力来进行。

图2-1-1a

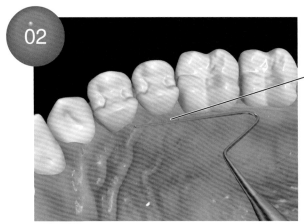

供区部位选择在第一前磨牙远中至第一磨牙远中的上腭区域，根据情况可以向近远中方向扩展。注意，向远中扩展的时候有解剖学风险。

图2-1-1b

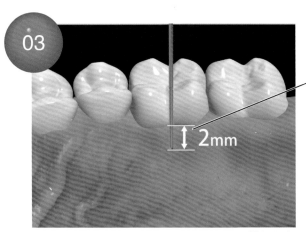

在牙周健康的情况下，切口可以选择距离牙龈缘约2mm。切口越靠近根尖方向，解剖学风险就会越大，这时应减少获取的组织瓣量。

图2-1-1c

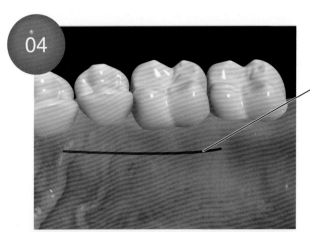

确定好供区的位置以后，描划切口的位置。

Zuhr推荐：在使用单切口技术的时候，切口的长度应当比获取到的组织长度稍稍长一些[1]。

图2-1-1d

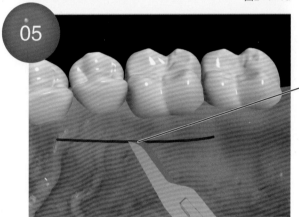

使用15C刀片。刀片与上腭黏膜垂直，沿着切口的描划线进行切开，切开时注意不要让刀片碰到骨面，一旦碰及骨面将影响刀刃的锋利度，应当使刀刃止于接近骨面的位置。

图2-1-1e

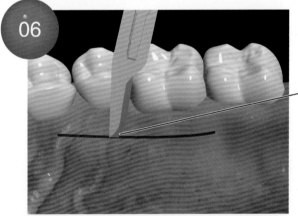

然后，用刀片在同一切口内分离上皮，注意，应保持刀片透过黏膜上皮可视，此时分离的上皮厚度约0.5mm。开始时，仅使用刀刃尖部的0.5～1.0mm进行切开，形成"信封"的入口。此时，如果使用CK2刀片，它就不会碰到牙齿，便于切开黏膜。

图2-1-1f

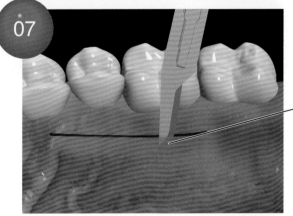

保持剥离上皮的厚度约0.5mm，缓慢地向腭中线方向进行分离，直至形成"信封"上组织瓣。在此过程中，注意透过上皮观察刀片位置，以此来判断分离的上皮厚度，注意不要切透上皮形成穿孔。

图2-1-1g

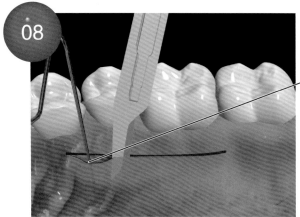

08

在使用刀片分离上皮的过程中，建议用探针将已切开的组织瓣稍微翻开一些。如果使用组织钳也可以，但应当注意夹持的时候不要用力过大而损伤上皮组织。

图2-1-1h

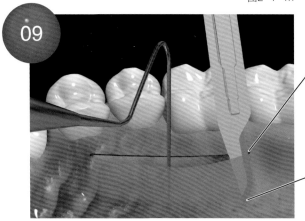

09

使用刀片分离上皮的幅度应当与切口的全长相同，并在"信封"内部，相对于切口长度稍微扩大分离范围，这也是成功的一个小技巧。

刀片分离上皮的深度（译者注：这里的深度指的是平行上腭黏膜表面切开的深度，而不是垂直于黏膜表面切口切开的深度）。要根据上腭黏膜的形态和深度来确定。分离过深，引起出血的风险就会很高。作者建议以15C刀片的刃口长度为基准（长约10mm），一般分离上皮的深度掌握在8～9mm就可以。

图2-1-1i

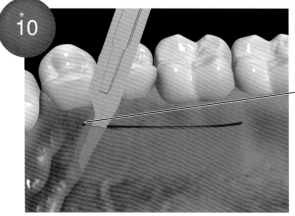

10

尤其注意"信封"近中边缘部分。由于角度上的问题，刀片切入分离比较困难。但如果因此近中部分分离不彻底，就会减少获得的结缔组织瓣量。这一次切开是为了尽可能薄地去除上皮组织，操作上要认真仔细，宁可多花费些时间。

图2-1-1j

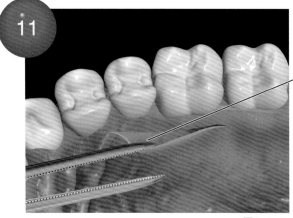

11

第一次切开完成后的状态。如果在放大镜下进行操作，就可以清楚地看到"信封"内的情况。一定要确认好"信封"内是一个完全切开的状态。

图2-1-1k

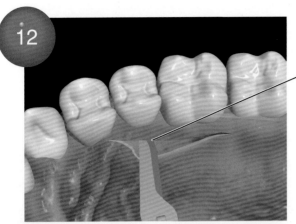

12

接着进行第二次切开。刀片沿着与上腭黏膜垂直的切口再次下切，这次，在必要的情况下（比如上腭黏膜比较薄）刀片可以切至骨面。

图2-1-1l

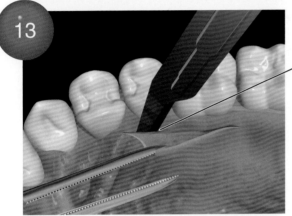

13

然后，刀片再次与上腭黏膜平行进行水平切开，注意将骨膜及脂肪或腺体组织保留在骨面上，仅将要获取的结缔组织瓣从骨面上分离。

图2-1-1m

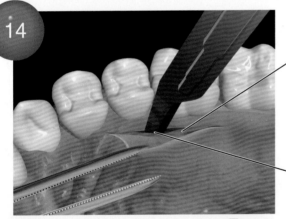

14

建议要仔细确认结缔组织的厚度。上腭黏膜的厚度与手术的要求可能会存在差距。一般来讲，获取的结缔组织瓣的厚度要达到1.0~2.0mm。

保留在骨面上的组织对于预防供瓣区术后坏死很重要。注意第二次切开的长度和深度要与第一次切开的相同。切开分离的注意点与第一次也完全相同。

图2-1-1n

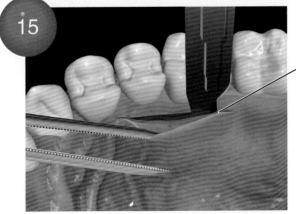

15

由于上腭的解剖学特点，在第二次切开分离时，深度以肉眼看不到刀片的位置时为宜，如果再向深部切开，一定要小心，反复确认（刀片的位置）。

图2-1-1o

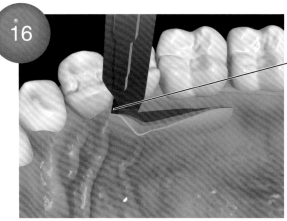

在需要获取大量结缔组织瓣的时候，近中侧部分一定要充分分离开，这是获取足量组织的关键。

图2-1-1p

关键点

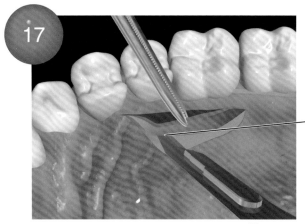

第二次切开分离完成后（形成两片组织片），将第一次切开和第二次切开的组织连接处切开。切开不彻底就无法将结缔组织瓣取出。在这一过程中术区出血会增多，尤其要注意掌握好刀片的位置。推荐的分离切开顺序是：近中—基底部—远中，或者反过来也可以，但应当一次完成。这里的一个技巧是，在切开分离的时候，用组织钳夹持好结缔组织瓣稍向外牵拉着切，可以尽量获得足够的组织量。

图2-1-1q

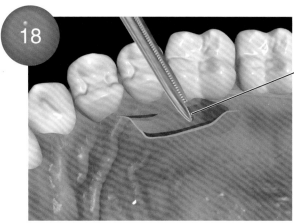

在用组织钳轻轻牵拉的同时，把要获取的移植瓣从"信封"内分离出来。

图2-1-1r

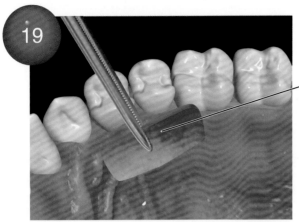

获取的结缔组织瓣。这时助手应当对供瓣区及腭大孔附近进行压迫止血，术者尽快地修整组织瓣。

修整时要注意尽量多地保留结缔组织的量，同时要把瓣上的脂肪及腺体组织尽可能地去除。

图2-1-1s

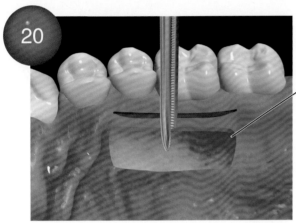

实际获取的结缔组织瓣长度与切口长度比对，来确认是否获取了与手术计划大小一致的移植瓣，这对积累经验非常重要。

图2-1-1t

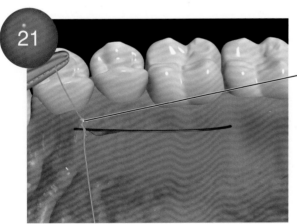

修整好移植瓣后立即进行供瓣区的缝合。采用连续缝合的方法，使用6-0或7-0的缝线。

图2-1-1u

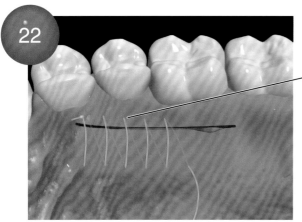

22

缝合针间距2~3mm。缝合时要把供瓣区所有的上皮都缝合进去，即便是有局部坏死的上皮。为了使缝合后的组织瓣获得较大的压力，缝合时应当尽量向根尖方向的深部多缝一些。

图2-1-1v

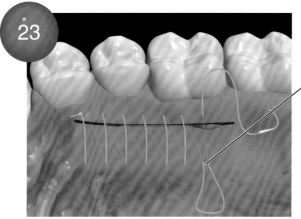

23

最后一针在穿出点旁边进针，使缝线形成一个"扣"，将其合在一起与另一侧的单股线打结。打结前应当对所有缝线的松紧进行调整，保持合适的张力。

图2-1-1w

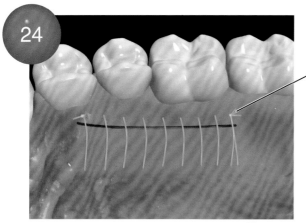

24

完成缝合后的状态。必要的时候可以再进行止血处理。
教会患者在有出血的时候进行压迫止血，明确告知压迫的部位和方法。通过实际的压迫操作进行指导效果更好。

图2-1-1x

2. Zucchelli技术

有些患者上腭黏膜较薄（小于2.5mm），这时如果用单切口技术并将骨膜保留在骨面上，很难获取质量良好、厚度达到1mm的上皮下结缔组织瓣。针对这种情况，Zucchelli先连同上皮一起从上腭切取结缔组织瓣，然后在口外将上皮组织薄薄地去除。

获取带上皮的移植瓣时，会在供瓣区造成比较大的开放创面，同时由于深部组织也被切取出，这会引起较强的局部术后疼痛。因此，采用这一术式时，一定要注意刀片切入上腭的深度，深度应掌握在1.5 ~ 2.0mm。为此，必须熟悉腭大孔等高危解剖区域，从而能够比较安全地获取移植瓣。据此，与单切口技术相比较，本方法获取结缔组织瓣的部位可以延长到上颌第二磨牙腭侧中点。

但是，采用本技术获取的带上皮的结缔组织瓣厚度约为1.5mm，再去除0.5mm的上皮组织，剩余的结缔组织瓣的厚度仅约1mm。在一些需要厚结缔组织瓣移植的术式中就不适合使用本技术。如：根面覆盖术、牙槽嵴软组织扩增术等。同时，由于目前还没有明确识别上皮组织的有效方法，在口外是否完全去除了上皮组织也主要靠目测来确定，建议使用放大镜细心地去除上皮组织（图2-1-2a ~ 1）。

成功的关键点

1. 为了防止术后出血和疼痛，可以使用放大镜，在扩大视野下切取移植瓣，注意切取的带上皮组织瓣的厚度不要超过2.0mm。

2. 在口外去除上皮组织时，要使用全新的刀片，确保刀刃锋利。此外，助手的帮助也十分重要。

3. 在去除上皮组织时，移植瓣边缘的上皮比较难以去除，这时可以考虑将上皮边缘整体切除。

Zucchelli技术

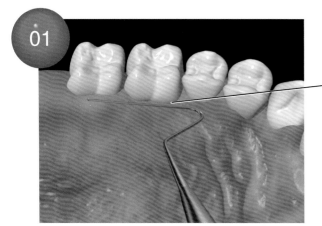

01 确定上腭供瓣区的位置。合适的供瓣部位是从第一前磨牙近中至第二磨牙中点的区域。必要的时候可以向近中或远中的方向扩展，但是向远中延伸一定要注意解剖学风险。

图2-1-2a

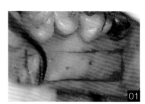

转角部位的切口切开长度要超出预定范围一些。

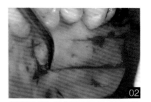

局部压迫的同时从转角部位开始移植瓣的剥离（局部浸润麻醉也有效）。

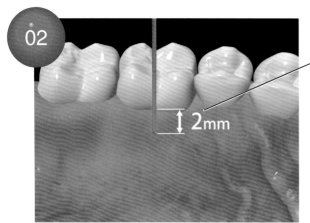

02 牙周状况良好的情况下，切口距离牙齿腭侧牙龈缘2mm。

2mm

图2-1-2b

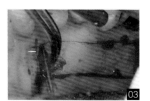

从移植瓣的转角部位开始剥离所需厚度的移植瓣。

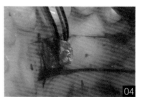

前部含有较多的脂肪组织和疏松结缔组织，切除比较困难。

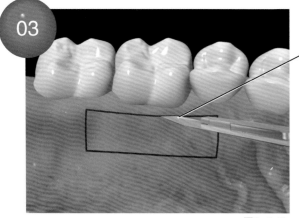

03 供瓣区做好标记后，用15C刀片进行切取。

图2-1-2c

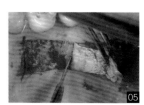

注意刀片的角度。

04

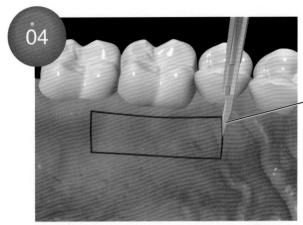

图2-1-2d

用刀片进行切开，切口的深度大约为1.5mm。刀片刃口的宽度约为1mm，可以此为参考确定切入的深度，以刃口完全隐入组织瓣为宜。刀片沿着切口外形进行描划后，开始切开、分离带上皮的结缔组织瓣。为了减少出血，要缓慢从近中向远中方向进行分离。

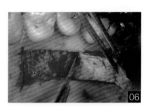

在致密的结缔组织部分，切开较为容易。切开时注意骨面的形态变化。

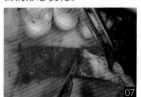

在第一磨牙的位置常会有骨隆突，这个部位的结缔组织会变薄。

关键点

05

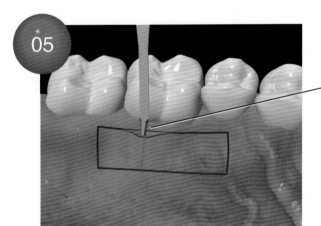

图2-1-2e

使用刀片向根尖方向分离组织瓣的时候，牙齿的腭尖可能会干扰刀片的位置和角度，这时，可以使用改变了角度的CK2刀片等工具来保证顺利分离。

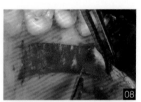

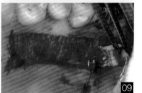

向远中进行充分的切开，容易分离移植瓣。

06

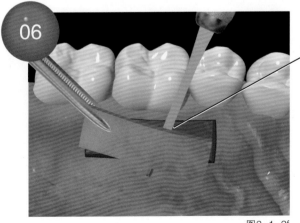

图2-1-2f

获得的移植瓣。需再次确认组织瓣的厚度大约为1.5mm，刀片没有切入过深。

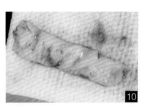

获得的移植瓣。

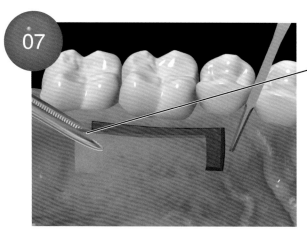

07

之后，立即修整组织瓣，去除上皮组织。供瓣区压迫止血。

图2-1-2g

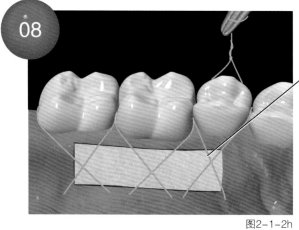

08

用比创面略大的胶原块完全覆盖创面，交叉褥式缝合固定。

图2-1-2h

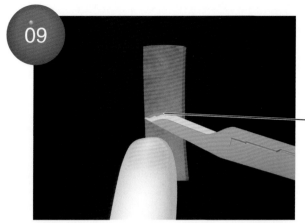

09

去除移植瓣上的上皮组织。
将获取的移植瓣放在一块厚布或者专用支具上，用手指压住瓣的一侧，从瓣的中部开始，用刀片向瓣边缘小心切除组织瓣半边的上皮组织。切除的厚度大约为0.5mm，要确保上皮组织被完全去除。Zucchelli建议要在湿润的情况下进行操作。另外，换用新刀片也很重要。

图2-1-2i

关键点

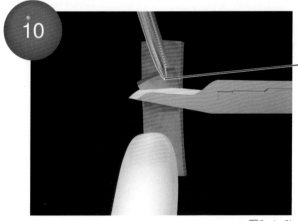

10

在去除上皮时要分清上皮组织和结缔组织，上皮组织有光泽，而结缔组织没有，要根据这一差别小心地进行分离修整。上皮组织不能有残留，将上皮组织尽量整块切取下来，可避免上皮残留。

图2-1-2j

✖临床操作重点

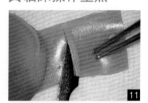

11

Zucchelli技术非常需要助手的帮助。术者用手指压住组织瓣的一侧（不要使用工具，要用手指），从组织瓣中部开始用刀片切除上皮组织。这时，助手使用组织钳轻轻压住组织瓣，给组织瓣一个适当的张力，会让切除上皮更容易。按照以上方法操作，术者可以较为容易地切除一定厚度的上皮组织。

循证证据

<table>
<tr><td rowspan="2">结缔组织瓣的获取与上腭黏膜的厚度</td><td>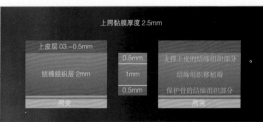</td><td>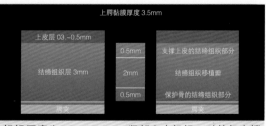</td></tr>
</table>

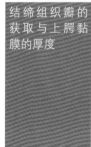

结缔组织瓣的供瓣区多选择在上腭，这一部位的上皮组织厚度为0.3~0.5mm，紧邻上皮组织、对其起支撑作用的结缔组织层厚约0.5mm。在骨膜一侧，也有一层约0.5mm的结缔组织层对骨起到保护作用，其中多含有脂肪组织和腺体组织。适合移植用的结缔组织就是这两个结缔组织层之间的部分。这样算下来，如果患者的上腭黏膜较薄（小于2.5mm），用单切口技术在骨面保留骨膜时，就很难获得厚度达到1mm的高质量的结缔组织瓣。这种情况就比较适合使用Zucchelli技术。总之，在获取结缔组织瓣的时候，必须对上腭供瓣区黏膜的厚度加以测量，据此来选择采用哪种术式（图片引自参考文献[1]并有改动）。

[1]Giovanni Zucchelli(著). Guido Gori（イラスト）. 沼部幸博（監訳）. 鈴木真名，瀧野裕行，中田光太郎（訳）. イラストで見る 天然歯のための審美形成外科. 東京：クインテッセンス出版，2014.

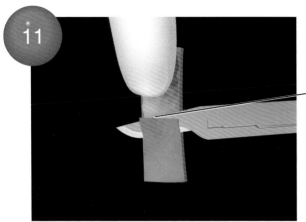

11

采用同样的方法，切除剩余部分的上皮组织。在操作时应尽可能地快，这有利于移植瓣的存活。同时，轻柔操作和润湿的状态也是不可缺少的。

图2-1-2k

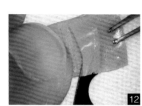

在助手的帮助下，术者使用刀片切除上皮就会比较顺畅。助手用组织钳配合固定组织瓣，在刀片前行的同时也要移动组织钳的位置，这样，即便是这样高难度的操作也变得简单了。

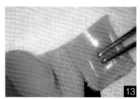

切除完半边的上皮组织后，接着用同样的方法切除剩余的上皮组织。这个操作助手的配合也非常重要。切除后必须进行详细检查，不能有上皮组织残留。

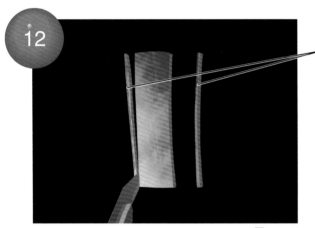

12

在结缔组织瓣的两侧容易残留上皮组织，最后用刀片将其去除。

图2-1-2l

参考文献
[1]中田光太郎，木林博之（著）．冈田素平太，奥野幾久，小田師巳，尾野誠，園山亘，都築優治，山羽徹（著）．エビデンスに基づいたペリオドンタルプラスティックサージェリーイラストで見る拡大視野での

臨床テクニック．東京：クインテッセンス出版，2016.
[2]Giovanni Zucchelli（著）．Guido Gori（イラスト）．沼部幸博（監訳）．鈴木真名，瀧野裕行，中田光太郎（訳）．イラストで見る 天然歯のための審美形成外科．東京：クインテッセンス出版，2014.

从上颌结节获取结缔组织瓣

Harvesting Techniques of Connective Tissue from Maxillary Tuberosity

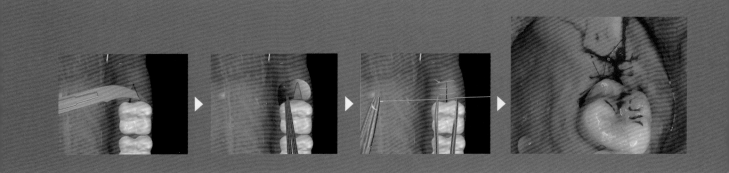

1. 楔形切口技术（三角切开法）

患者如果没有智齿且其上颌结节区相对也比较大，在开口度也足够的情况下，可以将上颌结节部位作为供瓣区。这一部位获取的结缔组织瓣的特点是：纤维组织含量丰富而血管较少。与上腭黏膜区相比，在上颌结节获取移植瓣的解剖学风险也更低。这也是其优点之一。

楔形切口技术适合于上颌结节较小、没有明显倒凹，而角化龈丰富的情况。其手术方法与降低磨牙远中牙龈厚度、消除牙周袋为目的"远中楔形瓣"技术相同（图2-2-1a~p）。

成功的关键点

1. 在设计三角形的切开线时，要注意考虑到术后创口能完全闭合。

2. 对于刀片的操作要熟练，在获取移植瓣的过程中一定要清楚刀刃的位置。

3. 对于较厚的组织瓣要修薄，这样有利于血液的再供给。

楔形切口技术（三角切开法）

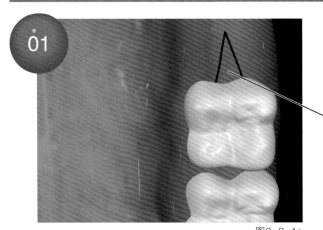

01

切口设计成等腰三角形。一般情况下，三角形的底边长度与最后一个磨牙远中的牙龈厚度一致，三角形的高度是底边长度的2倍。获取的移植瓣大小与角化龈的量直接相关。

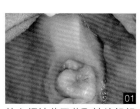

01

从上颌结节区获取结缔组织瓣时，术前需要对上颌结节的大小、黏膜的厚度等进行充分评估。除此之外，也要考虑到患者的开口度、颊黏膜的伸展度等影响手术通路的因素。

图2-2-1a

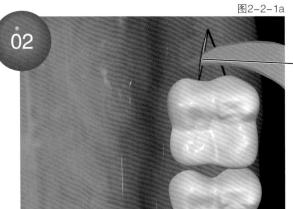

02

使用12号或者12D刀片，沿着三角形的切开线斜向插入黏膜组织内，以半厚瓣切开方式切开上皮层侧1mm，然后慢慢深入切开。

图2-2-1b

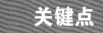

关键点

03

从三角形的切开线开始，一直切到牙齿龈沟内，转而行龈沟内切口。

图2-2-1c

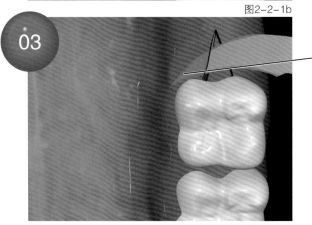

04

左手持探针。

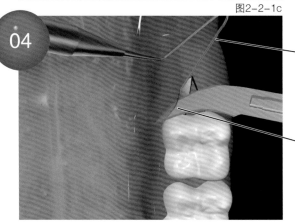

一边确认刀片切入的深度，一边将切口向周边扩展。

图2-2-1d

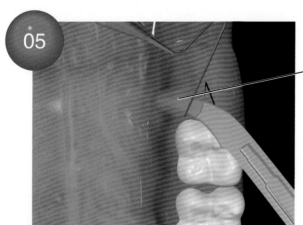

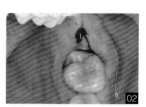

根据刀片透过牙龈上皮的影像来确定刀片切开的深度。切口逐渐加深，在扩展到移植瓣所需大小时，刀片切至骨面。

这一术式类似于牙周外科手术中的远中楔形瓣术。根据所需移植瓣大小来确定好三角形两等边顶点的位置，以此确定三角形切口的切口线。为了达到术后一次性完全关闭创口的目的，从切开线大角度斜向切至骨面，获取所需的结缔组织瓣量。

图2-2-1e

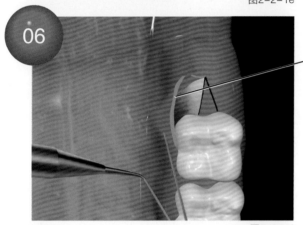

切开方向是从切开线开始斜向深切至骨面。切开线附近的上皮侧组织瓣的厚度大约为1mm，然后切口逐渐加深，上皮侧组织瓣逐渐增厚。

图2-2-1f

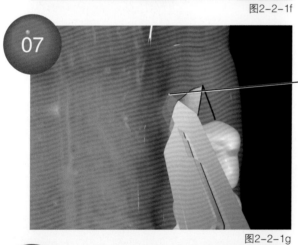

在分离至所需移植瓣大小时切至骨面，将移植瓣与上皮侧组织瓣分离。

图2-2-1g

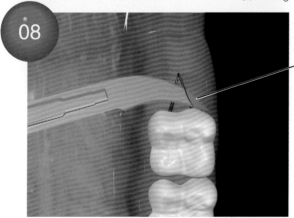

颊侧按照同样的手法操作。

图2-2-1h

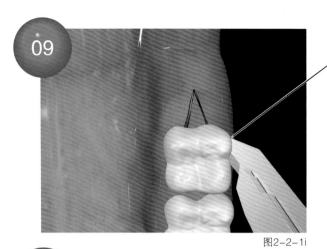

09

颊侧切口也连续移行至龈沟内
进行切开。

图2-2-1i

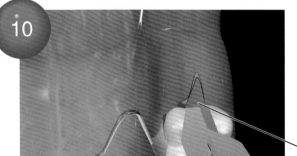

10

在最后一个磨牙远中也进行龈
沟内的切开，准备剥离获取移
植瓣。

图2-2-1j

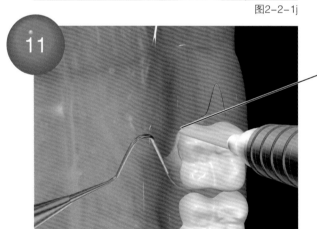

11

剥离上腭侧移植瓣。

图2-2-1k

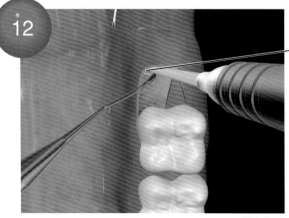

12

使用剥离子、龈刀、刮治器等
工具将移植瓣从骨面整体剥
离。

图2-2-1l

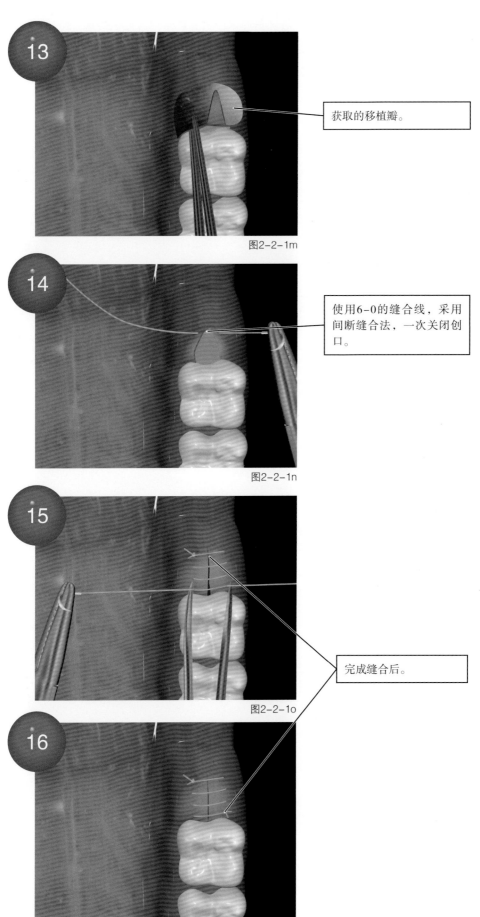

13

获取的移植瓣。

图2-2-1m

14

使用6-0的缝合线，采用间断缝合法，一次关闭创口。

图2-2-1n

15

完成缝合后。

图2-2-1o

16

图2-2-1p

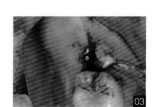

03

获取的结缔组织瓣含有丰富的胶原成分，较硬。要去除表面的上皮组织，同时修整组织瓣以获得合适的厚度。

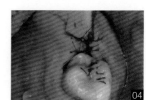

04

创口紧密缝合。在上颌结节区手术，术后疼痛等不适感很少，术后出血也很少，这是其相对于将上腭黏膜作为供瓣区的优势。

2. 平行切口技术（四角切开法）

平行切口技术与前文所述的三角切开法相比，能够获得更大的移植瓣，因此应用范围更广，也适用于上颌结节较大、周围倒凹较深的情况。在切口相互平行的情况下，刀片更容易向腭侧切开，通路更好，因此可以获得足量的结缔组织。通常情况下，刀片可切至上颌第二磨牙的腭侧近中区，在需要获取更大组织量的时候，可以延展到上颌第一磨牙区（图2-2-2a~l）。

平行切口技术（四角切开法）

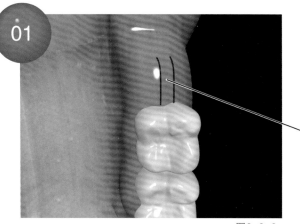

01 切口设计：最后一颗磨牙远中（通常是第二磨牙）的水平切口，长度应超过远中的角化龈。

图2-2-2a

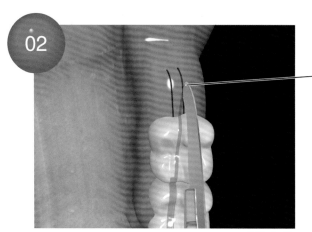

02 使用12号刀片或12D刀片，先沿着切开线切入约1mm深。

图2-2-2b

成功的关键点

1. 切口的位置与三角切开法一致。在设计切口时要保证术后能够一次完全封闭创口。
2. 由于向腭侧切开的通路比较通畅，所以在切开时一定要注意避免切至腭大孔等解剖学危险区。
3. 获取结缔组织移植瓣以后要进行必要的修整。

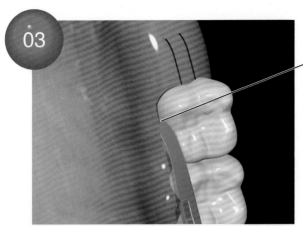

从最后一颗磨牙远中的平行切口开始，分别连续切至颊侧或腭侧的磨牙龈沟内。

图2-2-2c

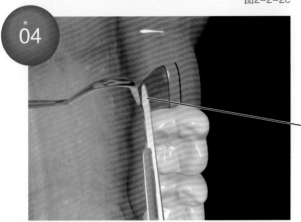

保持上皮侧组织瓣的厚度为约1mm，按照制作半厚瓣的方法，用刀片向腭侧逐渐切开。在这一过程中，左手持探针辅助（翻开上皮侧组织瓣），这样有利于刀片顺利移动。

图2-2-2d

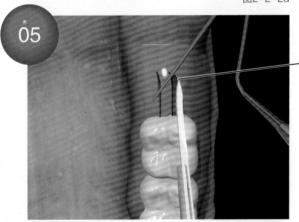

然后以同样的方法切开颊侧组织瓣。在切至所需组织瓣的大小时，刀片切至骨面，将骨膜切开。

图2-2-2e

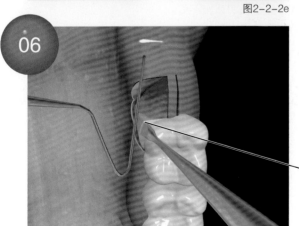

一定要注意解剖学结构，切开时要慎重避开危险区。在需要获取较大的结缔组织移植瓣时，可以将供瓣区延伸到第一磨牙腭侧。

图2-2-2f

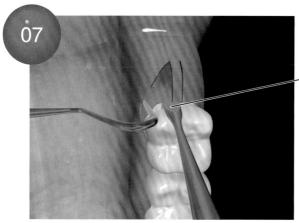

将颊侧与腭侧的半厚瓣在平行切口的远中区连接在一起，切实将上皮侧组织与要获取的结缔组织瓣分离开，使用剥离子或者刮治器将移植瓣从骨面剥离。

图2-2-2g

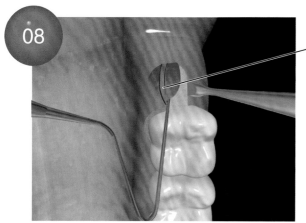

剥离时要小心，不要破坏楔形组织瓣的整体性。

图2-2-2h

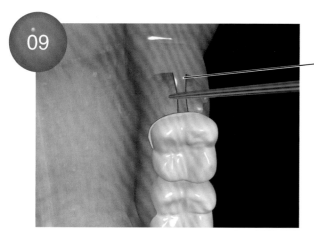

在最后离断移植瓣的时候，使用组织钳夹持好组织瓣，进行最后的分离。

图2-2-2i

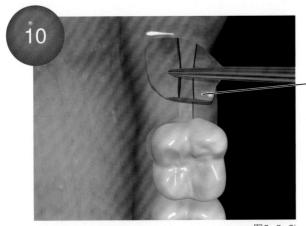

10

移植瓣获取量的多少与上颌结节的大小、黏膜的厚度有直接关系，因此，术前进行相关的检查十分必要。与上腭区相比，上颌结节区获取的结缔组织瓣纤维组织含量更为丰富，但血管含量相对较少，因此，术前也必须充分考虑受植区的血供能力。

图2-2-2j

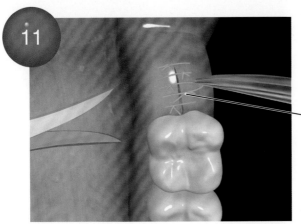

11

使用6-0缝合线，间断缝合法，一次性完成创口的封闭。

图2-2-2k

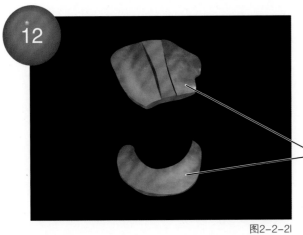

12

分别从平行切口与三角切口获取的移植瓣。

图2-2-2l

楔形切口技术（三角切开法）的实际应用（图2-2-3a～e）

图2-2-3a 从上颌结节区获取结缔组织瓣，需要在术前充分评估上颌结节大小及黏膜厚度。同时，也要考虑患者的开口度、颊部的伸展程度等对手术通路有很大影响的因素。

图2-2-3b 楔形切口技术与牙周外科手术中的"远中楔形瓣"技术比较相似，但确定楔形切口的顶点及切口线时要根据所需获取的移植瓣大小而定，同时应保证术后可一次性封闭创口。切开时要斜向骨面切开，来获得所需大小的结缔组织瓣。

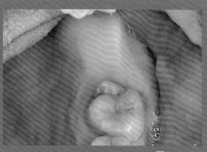
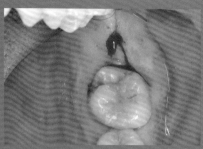

图2-2-3a　　　　　　　　　　　图2-2-3b

图2-2-3c 获取的结缔组织瓣含有丰富的胶原成分，质地较硬。切下结缔组织瓣后要去除上皮组织，并修整成合适的厚度。

图2-2-3d 严密缝合供瓣区创口。与上腭区相比，上颌结节区术后发生疼痛及出血等不良反应较少，这是从上颌结节区获取移植瓣的一个优点。

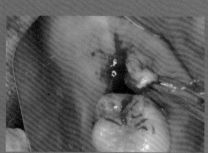
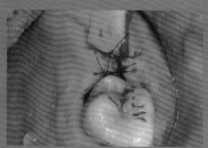

图2-2-3c　　　　　　　　　　　图2-2-3d

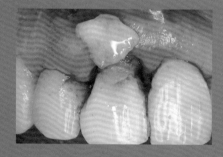

图2-2-3e 用于根面覆盖的结缔组织移植瓣，移植瓣已经去除上皮并修整至合适的厚度。使用上颌结节来源的结缔组织瓣时，从保证血液供应的角度，应当用龈瓣将移植瓣完全覆盖，这一点十分重要。

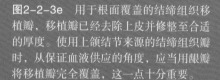

平行切口技术（四角切开法）的实际应用（图2-2-4a～l）

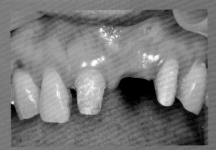

图2-2-4a 术前正面观。可见缺牙区牙槽骨有垂直向骨吸收，双侧的侧切牙有少量牙龈萎缩。

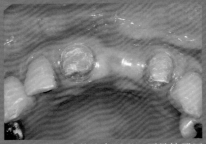

图2-2-4b 术前咬合面观。可见缺牙区牙槽骨有水平向骨吸收。

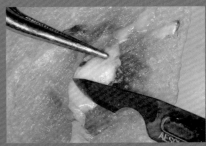

图2-2-4c 从右侧上颌第二磨牙缺牙区及上颌结节区获取带上皮的结缔组织瓣，小心去除上皮组织。

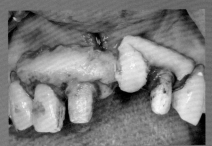

图2-2-4d 完成隧道制备后，将结缔组织瓣放在受植区表面，试一下大小是否合适。

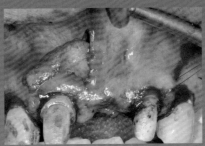

图2-2-4e 从唇系带切口处将移植瓣送入隧道内。

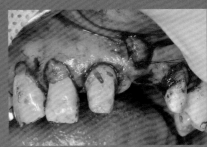

图2-2-4f 通过隧道，将移植瓣植入缺牙区牙槽嵴部位的"信封"内。

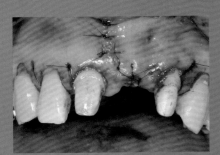

图2-2-4g 缝合时正面观。

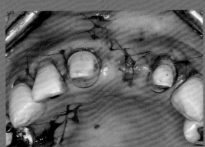

图2-2-4h 缝合时咬合面观。

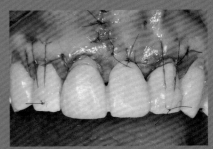

图2-2-4i 缝合完成后唇面观。为了覆盖双侧的侧切牙牙根，将缝合线缝合后粘接悬吊，从而将组织瓣向冠向复位。

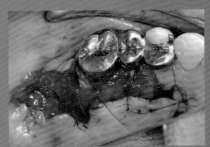

图2-2-4j 移植瓣供瓣区术后，右侧上颌磨牙区咬合面观。供瓣区以胶原块覆盖，缝合固定。

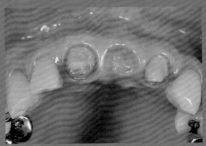

图2-2-4k 术后4个月后咬合面观。缺牙区牙槽嵴水平缺损获得明显改善。

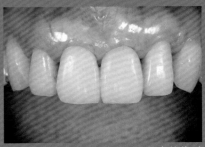

图2-2-4l 术后4个月后，调整中的临时性修复体正面观。双侧的侧切牙牙根面覆盖良好。

第3章 牙周美容手术临床操作技术

Clinical Techniques for Periodontal Plastic Surgery

游离龈移植术

Free Gingival Graft

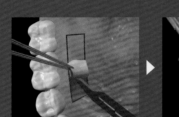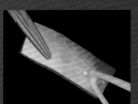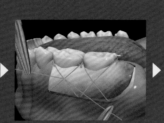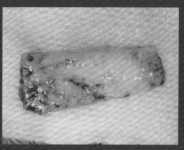

1. 游离龈移植术

游离龈移植术，用于附着龈很窄且单纯通过根向复位瓣术不能解决时。它是将带上皮的结缔组织瓣移植到受植区，从而增宽受植区附着龈的一种手术方法。这一手术方法从20世纪60年代开始使用，由于容易获取移植组织瓣、手术成功率高等优点，时至今日也广泛用于牙周手术治疗及种植手术治疗。

具体手术方法是：在颊侧附着龈不足的部分（受植床）分离半厚瓣，保留骨面上的骨膜作为受植床，然后将从上腭（供瓣区）获取的带有上皮的结缔组织瓣（游离龈瓣）移植到受植区表面。游离龈移植术的缺点是：有两个术区；需要用牙周塞治剂将游离龈瓣覆盖并固定，从而给患者带来较大的不适感（图3-1a～u）。

成功的关键点

1. 要将受植床表面残留的可以移动的软组织尽可能去除干净，在放置和固定游离龈瓣的时候，要防止有影响颊黏膜的运动。

2. 游离龈瓣愈合后会比刚获取时有大约20%的收缩率，要据此确定供瓣区的切开范围。

3. 要将游离龈瓣上的腺体、脂肪等组织彻底去除。同时，为了防止移植瓣与周围组织出现不协调（此现象称为"移植瓣岛"），游离龈瓣应当略小于剥离的受植床区域。

游离龈移植术

01

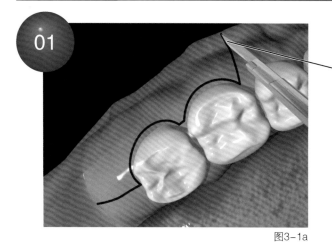

图3-1a

受植床纵切口从膜龈联合线根方一侧的位置开始，切至牙龈沟。

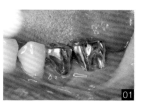

可见角化龈过窄、口腔前庭过浅。特别是在 3 4 的位置，若颊系带位置较高，可导致刷牙时疼痛。

02

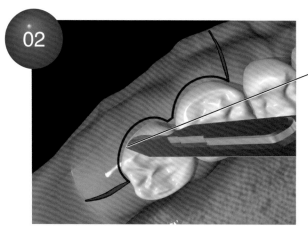

图3-1b

在牙龈边缘增加水平切口，在牙龈乳头的部分不必进行扇贝状切开。

03

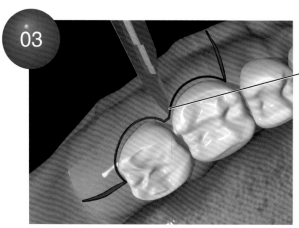

图3-1c

刀片的方向指向牙槽嵴顶，切开游离龈部，近中及远中部分可以向龈沟内移行。

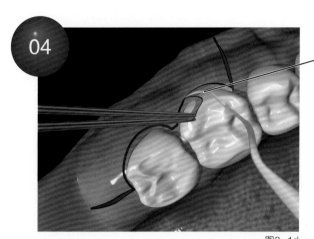

04 使用刮治器去除边缘的游离龈。

图3-1d

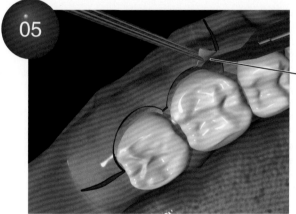

05 从纵切口与游离龈边缘水平切口的交汇处进行半厚瓣的分离。

在附着龈区，组织与骨面的结合十分紧密，故分离半厚瓣比较困难，容易形成穿孔。为了防止这种现象，可以从纵切口的牙槽黏膜区开始进行半厚瓣的切开分离。

图3-1e

循证证据

游离龈移植术后的愈合过程	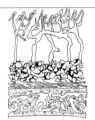	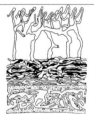	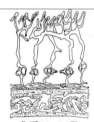
	术后3~7天	术后8~28天	术后29~84天

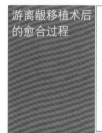

　　游离龈移植术后的愈合取决于组织的再血管化。动物实验结果显示，这些血供主要来源于受植区的骨膜。到术后第7天，移植组织瓣内的血管密度一直在增加；到术后第14天，组织内的血管依次恢复正常[1-3]。这也进一步提示，移植组织瓣与受植床进行纤维性结合[1]开始在术后7~11天。因此，临床推荐术后2周后再进行拆线处理（图片引自参考文献[2]）。

[1]Oliver RC, Löe H, Karring T. Microscopic evaluation of the healing and revascularization of free gingival grafts. J Periodontal Res 1968;3(2):84-95.
[2]Nobuto T, Imai H, Yamaoka A. Microvascularization of the free gingival autograft. J Periodontol 1988;59(10):639-646.
[3]Nobuto T, Imai H, Yamaoka A. Ultrastructural changes of subepithelial capillaries following graft epithelialization. J Periodontol 1988;59(9):570-576.

06

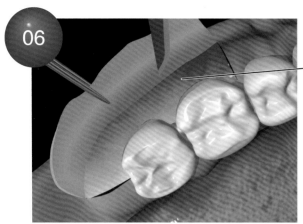

使用牙龈剪、组织钳等工具，尽可能去除骨膜表面可移动的软组织。半厚瓣的分离范围要超过膜龈联合线。

图3-1f

07

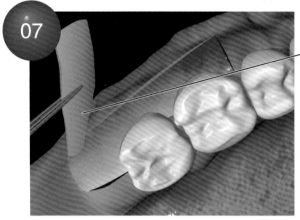

分离好的半厚瓣，多余的部分可以将其切除或者将其最大限度地向根方移位，固定缝合。

图3-1g

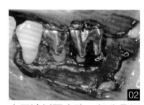

由于计划要去除一部分骨组织，因此进行了全厚瓣与半厚瓣的混合分离，图示为制备好的受植床。从生物学宽度的角度考虑，在牙齿邻间区去除了一部分的骨量。

08

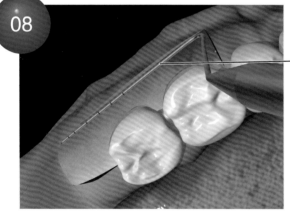

用探针测量来计算移植组织瓣的大小。移植的组织瓣没有必要全部覆盖分离的受植床区域，移植组织瓣的大小可以稍小于受植床，但应大于对应牙齿宽度之和。

图3-1h

09

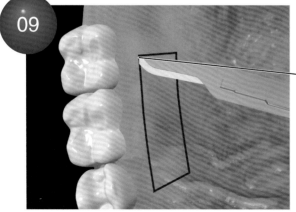

用于移植的游离龈瓣从上腭供瓣区获取。供瓣区的范围是：距离牙齿约2mm，从第二磨牙腭侧中点开始，向前至上腭皱襞。
先用刀片切开1.0～1.5mm深。

图3-1i

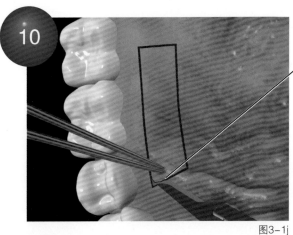

10

压住切开的一角，使其向上翘起，使用刀片进行移植组织瓣的分离，分离的方向一般从近中向远中。

图3-1j

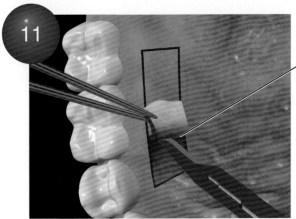

11

将已分离的组织瓣向远中翻起，保持瓣的厚度均匀，使用刀片继续分离组织瓣直至完成。

图3-1k

关键点

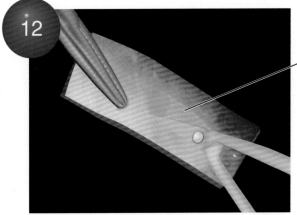

12

使用刀片或者牙龈剪将获取的组织瓣上的脂肪和腺体组织去除干净，并保持组织瓣的厚度均匀。

图3-1l

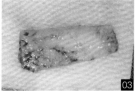

03

获取的移植组织瓣。可见有少量的脂肪组织，需要进行必要的修整，同时保持组织瓣的厚度。

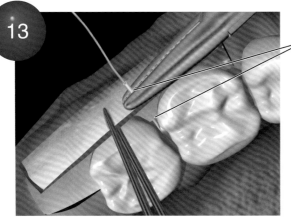

13

在受植床上放置好移植组织瓣，先将其缝合在牙齿邻间区的骨膜上固定。

图3-1m

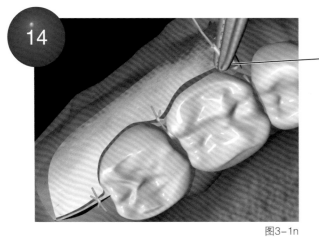

14

完成邻间区的缝合后，将组织瓣的近中及远中部分也与骨膜固定缝合。

图3-1n

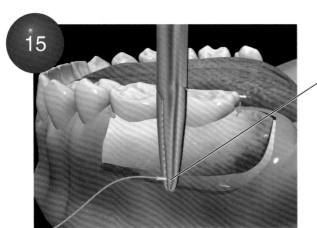

15

在移植组织瓣的根方2～3mm处，用缝合针刺入骨膜并穿出，刺入点与穿出点的距离应与牙齿的近远中宽度一致。

图3-1o

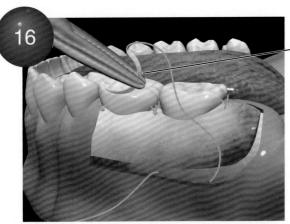

16

将缝线在移植组织瓣上方交叉、环绕悬吊于牙齿上。

图3-1p

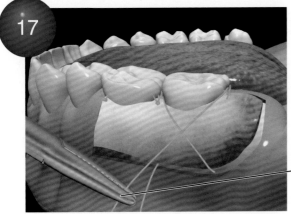

17

关键点

在移植组织瓣的上方打结。打结时应适当加力，力度掌握在不会移动组织瓣。

图3-1q

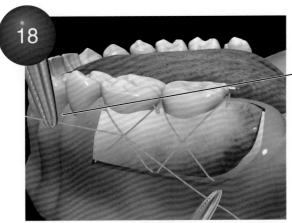

18

其他牙位部分按照上述方法继续缝合，将移植组织瓣固定。确保在颊黏膜运动时，移植的游离龈瓣不跟着活动，然后上牙周塞治剂。

图3-1r

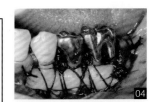

将移植组织瓣在受植床上固定缝合后的状态。移植组织瓣上方与骨嵴顶相连。在半厚瓣的最远中部分，为了防止其复位，将其缝合固定于骨膜上。

19

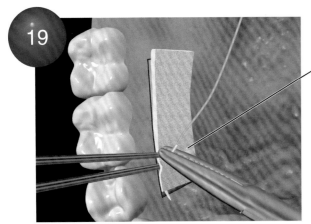

供瓣区创面使用胶原组织片覆盖，缝合固定。为了防止其脱落，缝合时先缝合4个角。

图3-1s

20

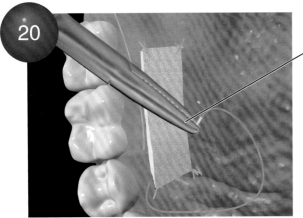

用交叉褥式缝合的方法，将胶原组织片压向创面固定。

图3-1t

21

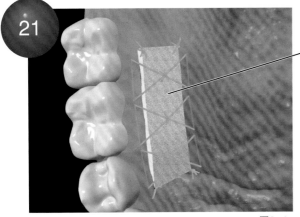

交叉褥式缝合多针，确保胶原组织片不会脱离创面。术后7~10天进行拆线。

图3-1u

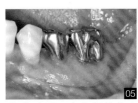

术后1个月。角化龈的宽度增加，前庭沟加深，颊系带位置也下移，局部可清洁性显著改善。

牙冠延长术
Crown Lengthening

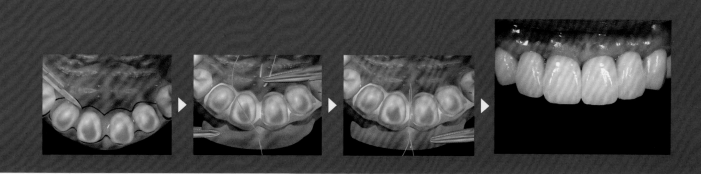

通过手术的方法来延长临床牙冠时，需要考虑的要点包括：术后保留的角化龈宽度、术后牙龈缘到牙槽嵴顶的距离（生物学宽度）（表3-1）。我们可以根据它们的相互关系来确定对牙龈的处置方法和是否需要去除部分骨组织。在这些处理方法中，本书将可以同时减少软、硬组织的方法分为两类，即"牙龈切除术+去骨术""根尖向复位瓣术+去骨术"，并分别加以阐述。

1. 牙龈切除术

牙龈切除术适用于角化龈过多，经过手术切除多余牙龈后角化龈的宽度仍至少能保留2mm的病例，尤其是不需要进行骨切除的病例，可以不翻瓣，仅使用龈刀或者电刀就可以切除牙龈，延长临床牙冠。另外，在需要进行骨切除的情况下，由于需要暴露牙槽嵴顶的位置，也常常在翻开全厚瓣的时候切除牙龈。这里的牙龈切除是为了翻开全厚瓣，要比下面讲述的根尖向复位瓣术简单。与牙龈切除术相比，在根尖向复位瓣术中，需要将组织瓣移位并放置在牙槽嵴顶附近。由于骨的形态决定了牙龈缘愈合后的形态，因此在组织瓣移动的时候可以不进行牙龈切除，而仅仅通过翻瓣后修整牙槽骨的形态就可以决定愈合后牙龈缘的形态。因此，在牙龈切除手术中使用定位模板就很重要，可以防止过多地切除牙龈组织（图3-2-1a~h）。

成功的关键点

1. 利用诊断蜡型制作手术定位模板，可以确保切口位置正确。
2. 要确实切断与牙根附着的牙周膜纤维。
3. 在使用全厚瓣的时候，缝合时要将全厚瓣原位复位缝合。

表3-1　选择牙冠延长术手术方法时必须考虑的临床条件（引自参考文献[1]并有改动）

	术后角化龈宽度	术后生物学宽度	手术方法
条件1	≥2mm	≥3mm	牙龈切除
条件2		<3mm	牙龈切除术+去骨术
条件3	<2mm	≥3mm	根尖向复位瓣术
条件4		<3mm	根尖向复位瓣术+去骨术

译者注：第3列原文为"术后生物学宽度"，但译者认为"术前生物学宽度"更为合理

牙龈切除术

01

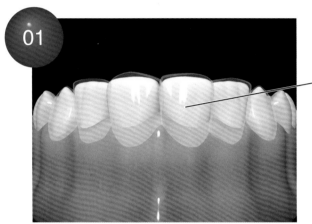

牙龈切除术可以用在临床牙冠较短、影响美观的情况。在术前使用诊断蜡型来确定术后要获得的临床牙冠长度。

图3-2-1a

02

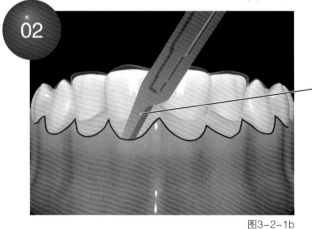

根据诊断蜡型制作手术定位模板，根据模板指示的位置进行牙龈切除。在牙龈较薄的情况下，刀片应与牙龈垂直切开；在牙龈较厚的情况下，使用内斜切口来同时修整牙龈的厚度。在需要的时候，可以增加纵切口，但不要越过膜龈联合线。

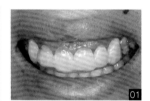

口内试戴手术定位模板。与患者共同确认术后牙龈暴露的程度。

图3-2-1b

循证证据

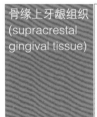

骨缘上牙龈组织 (supracrestal gingival tissue)

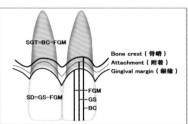

SGT=BC-FGM
Bone crest（骨嵴）
Attachment（附着）
Gingival margin（龈缘）
SD=GS-FGM
FGM
GS
BC

　　骨缘上牙龈组织，是牙槽嵴顶至游离龈（含游离龈）之间所有软组织的统称[1]，它沿牙长轴纵向的长度也与牙龈生物型有关[2]。这一概念是一个立体的概念，涵盖了该部位的所有软组织，弥补了传统的、二维的"生物学宽度"概念的不足（图引自参考文献[2]并有改动）。

[1]Smukler H, Chaibi M. Periodontal and dental considerations in clinical crown extension: a rational basis for treatment. Int J Periodontics Restorative Dent 1997;17(5):464-477.

[2]Arora R, Narula SC, Sharma RK, Tewari S. Supracrestal gingival tissue: assessing relation with periodontal biotypes in a healthy periodontium. Int J Periodontics Restorative Dent 2013;33(6):763-771.

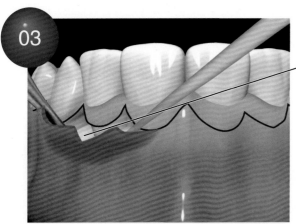

03

在牙槽嵴顶部进行全厚瓣的剥离以暴露骨面。在进行牙龈切除术时，没有必要将瓣剥离至膜龈联合线附近。

图3-2-1c

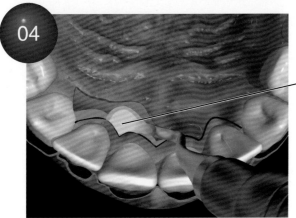

04

必要时使用斧形龈刀等器械进行腭侧全厚瓣的剥离。有时不进行腭侧全厚瓣的剥离也能达到改善唇侧美观的效果。

图3-2-1d

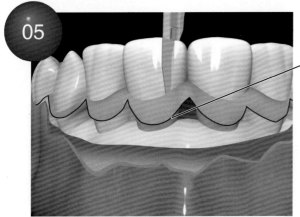

05

在牙齿周围进行龈沟内切开。要确保切至骨面，这样才能将牙颈部的牙龈完全去除。

图3-2-1e

循证证据

牙冠延长术后的愈合期	参考图3-2-1c

关于牙冠延长术后的愈合期间，有很多文献进行了长期评价，认为牙龈沟的深度在术后6个月之内变化较大。也有一些文献[1-2]认为，术后6个月牙龈缘的位置也会有改变。因此，在进行修复的时候，要注意选择合适的时机，并确定好修复体边缘的位置。

[1]Arora R, Narula SC, Sharma RK, Tewari S. Evaluation of supracrestal gingival tissue after surgical crown lengthening: a 6-month clinical study. J Periodontol 2013;84(7):934-940.

[2]Deas DE, Moritz AJ, McDonnell HT, Powell CA, Mealey BL. Osseous surgery for crown lengthening: a 6-month clinical study. J Periodontol 2004;75(9):1288-1294.

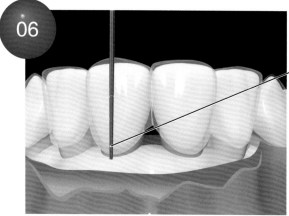

06

使用刮治器等器械将牙颈部牙龈完全去除，根据手术定位模板确定的术后牙颈线位置来进行去骨，去骨的范围是从牙颈线向根尖方向3mm。

图3-2-1f

关键点

07

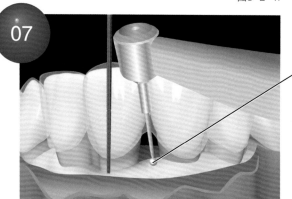

参考手术定位模板进行去骨，去骨及骨修整要慎重、精准。骨修整的形态要与最终牙龈缘的形态一致，符合扇贝状的外形。

图3-2-1g

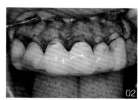

根据手术定位模板切除牙龈后，翻开全厚瓣。之后，根据模板慎重确定去骨的位置和去骨量。

08

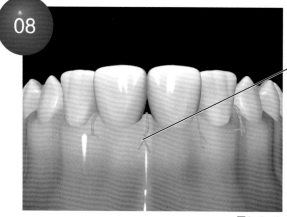

牙龈乳头间断缝合。

图3-2-1h

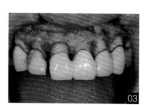

为了确保术后的生物学宽度，去骨及骨修整至距手术定位模板确定的牙颈线根方3mm的位置后，要将根面附着的软组织完全去除。

循证证据

牙龈生物型与骨修整后的愈合	参考图3-2-1g

有文献报道，有的患者在进行牙冠延长术后可能会复发。通过评价患者骨去除联合根向复位瓣术后12个月的变化，发现与唇舌侧比较，牙龈乳头的复发概率更大，尤其是在厚龈生物型的患者身上体现得更为明显[1]。另有文献评价了术后6个月的情况，发现厚龈生物型患者容易复发，尤其是在磨牙区这种倾向更为明显[2]。

总之，在进行牙冠延长术前评价时必须考虑到牙龈生物型，并以此为依据来确定去骨量。同时，对过厚的牙龈生物型患者进行骨修整和组织瓣修整的时候，有必要改变患者的牙龈生物型。

[1]Pontoriero R, Carnevale G. Surgical crown lengthening: a 12-month clinical wound healing study. J Periodontol 2001;72(7):841-848.
[2]Arora R, Narula SC, Sharma RK, Tewari S. Evaluation of supracrestal gingival tissue after surgical crown lengthening: a 6-month clinical study. J Periodontol 2013;84(7):934-940.

2. 根尖向复位瓣术

如果在进行牙龈切除术后，无法存留2mm以上的附着龈，这时可以进行根尖向复位瓣术（Apically Positioned Flap）来保留较少的角化龈，即形成一个超过膜龈联合线的半厚瓣并将其向根尖一侧移动。在附着龈的部位，没有明确的骨膜存在，而是黏膜固有层与牙槽骨直接结合在一起。这里进行半厚瓣的分离时，要注意防止穿孔，尤其是在牙龈较薄的部位和骨隆突的部位。从膜龈联合线附近的牙槽黏膜开始，向牙冠方向进行半厚瓣的切开分离，可以有效预防穿孔。缝合时，将组织瓣移动到术者设计的位置进行骨膜缝合，从而固定组织瓣的位置。一般情况下，会将组织瓣的游离端固定在牙槽嵴顶附近。在需要进行去骨的时候，制成"全厚-半厚瓣"，将瓣进行根尖向移位，使用褥式缝合法固定于骨膜上（图3-2-2a～t）。

根尖向复位瓣术（Apically Positioned Flap）

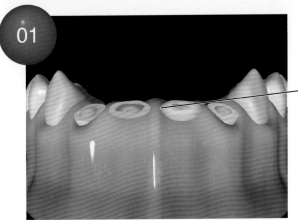

01

术前的情况。本术式不仅可以改善美观，在修复前准备时也经常用到，可以确保获得修复体的牙本质肩领。

图3-2-2a

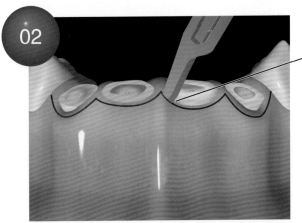

02

切口位于牙龈边缘，可以在离开牙龈边缘少许的位置进行预切开。

图3-2-2b

成功的关键点

1. 一定要注意牙龈的厚度，防止切开时穿孔。

2. 在去骨时要注意维持牙槽骨的正常生理形态。

3. 缝合时建议尽可能使用细的缝合线，注意不要缝破骨膜。

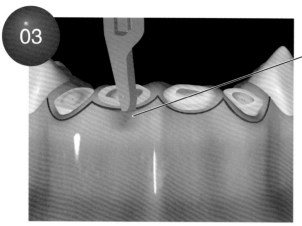

深切至牙槽嵴顶。

图3-2-2c

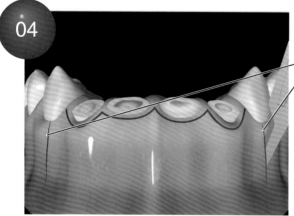

两侧纵切口，超过膜龈联合线。为了便于制作"全厚-半厚瓣"，在牙槽嵴顶附近要切至骨面。

图3-2-2d

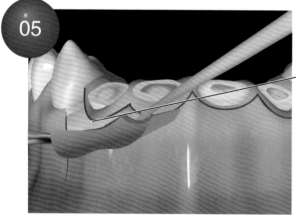

牙槽嵴顶附近进行全厚瓣分离，暴露骨面。这时要注意，分离不可过多，如果向根尖方向过多地分离全厚瓣，将导致骨膜缝合困难。

图3-2-2e

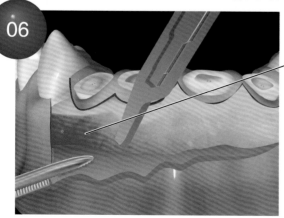

只要完全暴露出需要去骨的部分，就可以改行半厚瓣的分离。半厚瓣的切开分离要超过膜龈联合线。

图3-2-2f

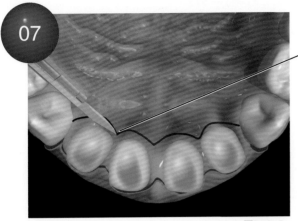

07

在腭侧，由于牙龈较厚，在切开前要进行预测，切开时要同时削薄牙龈。

图3-2-2g

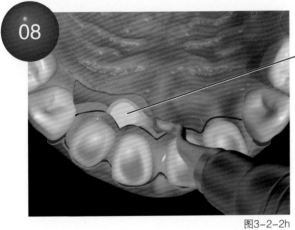

08

使用斧形龈刀等器械，将腭侧牙龈进行全厚瓣分离。

图3-2-2h

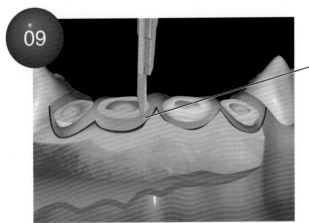

09

在牙齿周围进行龈沟内切开。切开深度要到达骨面，以便于完全去除牙颈部牙龈。

图3-2-2i

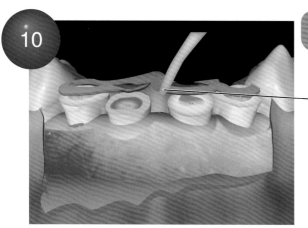

关键点

使用刮治器完全去除牙颈部周围的软组织。如果切开能够完全达到要求，这些组织可以整体去除。

图3-2-2j

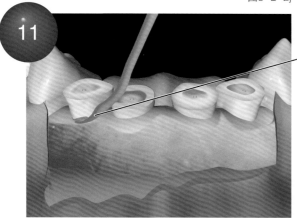

使用刮治器搔刮牙根面，进行根面平整。

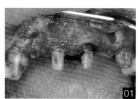

制成的半厚瓣。由于组织瓣在 3|3 的移位量少，这里没有进行纵切开。

图3-2-2k

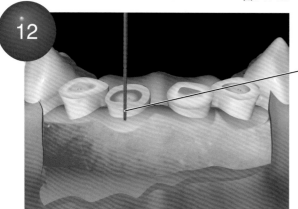

再次确定去骨量是否与手术计划相符，测量需要暴露出的健康牙齿高度，来决定最终的去骨量。

图3-2-2l

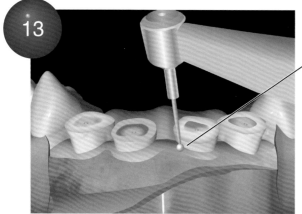

考虑到生物学宽度和修复体的强度，骨面上保留健康牙齿的高度以4.0~4.5mm为宜。按照这一标准进行去骨。

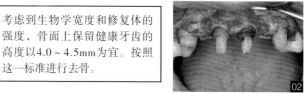

去骨，确保骨缘上健康牙齿的高度为4mm。

图3-2-2m

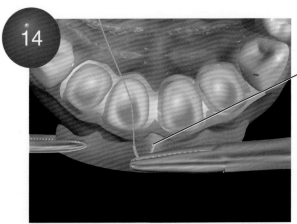

14

去骨完成后进行缝合。在离开牙龈乳头一点儿的位置刺入。

图3-2-2n

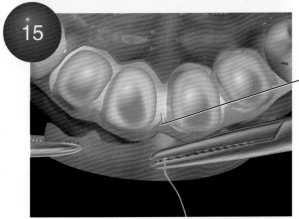

15

将组织瓣的游离端缝合固定在骨膜上。在缝合时，要尽可能地向根尖侧的骨膜上刺入，打结时调整好组织瓣的位置。

图3-2-2o

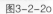

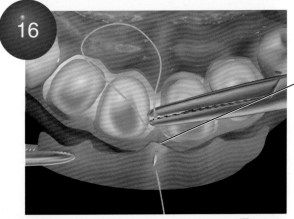

16

从组织瓣的内侧再度刺入，将组织瓣切实固定于骨膜上。由于骨膜非常薄，因此操作时要非常小心，必要时可以通过多次操作来将组织瓣缝合于骨膜上。

图3-2-2p

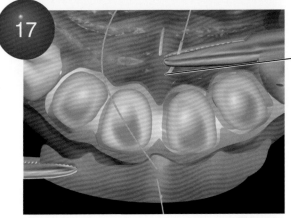

17

为了将腭侧组织瓣与骨面紧密贴合，针脚的距离应为3~4mm，这样可以将较大范围的组织瓣压向骨面。

图3-2-2q

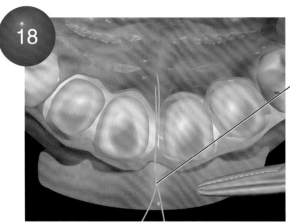

在牙槽嵴顶附近打结。这种缝合方法在打结时将缝线的两端向根尖方向牵拉，可以很容易地将组织瓣固定于根尖向的位置。

图3-2-2r

关键点

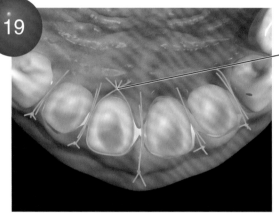

为了组织瓣与骨的密合，在腭侧可以增加交叉褥式缝合。

图3-2-2s

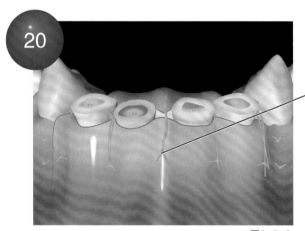

缝合完成后。组织瓣固定于牙槽嵴顶附近，调整牙龈位置确保左右对称。
佩戴临时冠后，上牙周塞治剂。

图3-2-2t

参考文献

[1]Otto Zuhr, Marc Hürzeler（著）. 申 基喆（監訳）. 拡大写真で見るペリオとインプラントのための審美形成外科. 東京：クインテッセンス出版，2014.

牙龈切除术的实际应用（图3-2-3a～g）

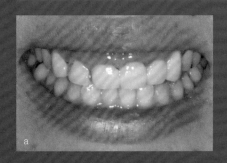

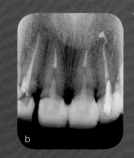

图3-2-3a　患者高唇线，露龈笑明显，临床牙冠也短，上前牙牙冠的长宽比不协调。初步诊断为天然牙齿被动萌出不全。

图3-2-3b　初诊时的X线数字照片。修复体不密合，可见有继发龋。

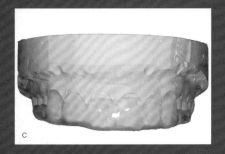

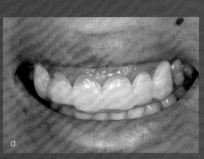

图3-2-3c　印模没有取到口唇信息就无法正确评价牙龈缘是否合适。对于本例患者，为了调整其口内牙龈缘位置，取模后使用树脂制作诊断用定位模板。

图3-2-3d　口内试戴定位模板。与患者共同确认术后牙龈的暴露程度。

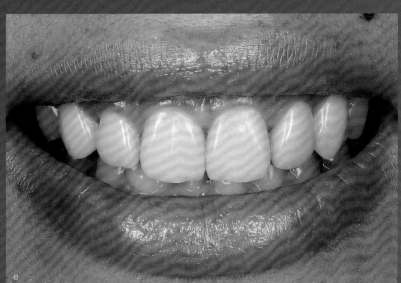

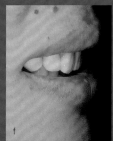

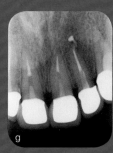

图3-2-3e～g　术后1年4个月，最终修复体佩戴时的正面观及侧面观。牙冠长度自然，牙龈暴露量减少，患者对治疗效果很满意。

根尖向复位瓣术（Apically Positioned Flap）的实际应用（图3-2-4a~f）

图3-2-4a 上前牙修复体边缘位置过深，导致慢性牙龈肿胀。此外，还有牙龈缘不对称、牙龈表面金属印迹等较多的美学问题。

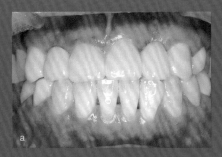

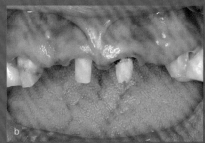

图3-2-4b 修复体边缘在龈缘下的位置过深，侵犯了生物学宽度。此外，2|2 的位置牙龈凹陷，唇系带的附着位置也较高。

图3-2-4c 将组织瓣进行根尖向移位缝合。在 2|2 区进行了结缔组织移植，水平扩增牙龈组织。

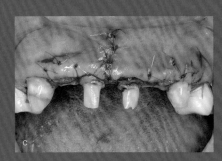

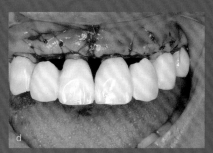

图3-2-4d 术后佩戴临时修复体。组织瓣根尖向移位了大约3mm。

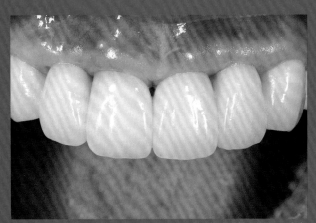

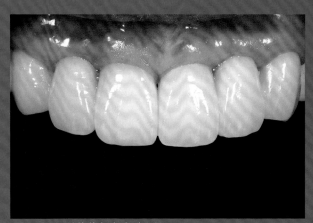

图3-2-4e 术后经过6个月的观察，牙龈位置缓慢变化，稳定后进行最终修复。

图3-2-4f 最终修复完成1年后。

牙龈扩增术

Gingival Augmentation

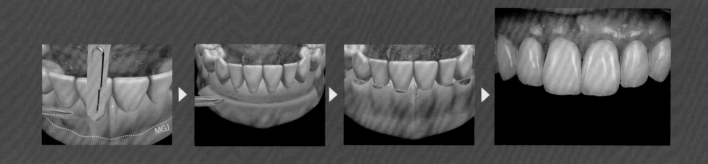

1. 牙龈扩增术

牙龈扩增术是由Zuhr等在《牙周与种植美学成形手术》[1]一书中做了描述。在遇到牙龈较薄的患者，或者为了遮盖根管治疗后的牙根变色，或者为了修复前稳定牙龈、预防牙龈萎缩等情况下，可以使用本方法。牙龈扩增术也可用于预防正畸后或牙周手术后的牙龈萎缩。笔者主要应用在薄龈生物型患者修复前进

行牙龈增厚，来防止术后牙龈萎缩或者是防止牙根颜色透出而导致的局部牙龈发暗等情况，采用的方法主要是上皮下结缔组织瓣移植术。

牙龈扩增术所采用的手术方法与根面覆盖术类似，它可采用开放瓣技术，也可以使用闭合瓣的技术进行上皮下结缔组织瓣的移植。此外，牙龈扩增术虽然有覆盖瓣冠向移位的术式，也有不移动覆盖瓣原位缝合，甚至向根尖向移动的情况（图3-3-1a～j）。

成功的关键点

1. 在确保血供的情况下，上皮下结缔组织瓣应放置在需要扩增牙龈的部位。
2. 覆盖瓣的位置，要根据术后的牙颈线及修复体的边缘位置来确定。
3. 既要保证覆盖瓣与牙根或牙冠的密合，又要确保结缔组织瓣的血液供应。

牙龈扩增术

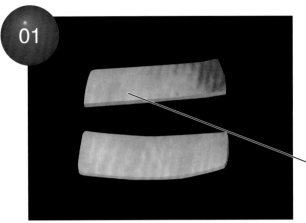

01

如要在上颌或者下颌前牙区的整个范围内进行牙龈扩增术，需要从上腭两侧各获取一片大的上皮下结缔组织瓣。

图3-3-1a

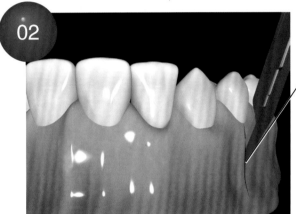

02

从双侧第一前磨牙近中转角处进行纵切开（有时使用"信封"技术也可能不需要这一纵切口）。

图3-3-1b

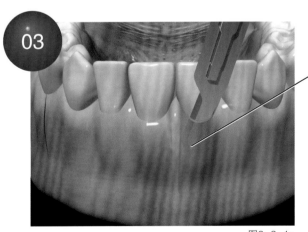

03

为了分离半厚瓣，进行龈沟内切口。龈乳头的部位，使用刮治器切断。

图3-3-1c

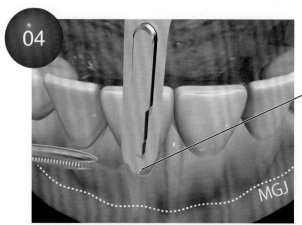

04 用刀片小心进行锐性分离，制成半厚瓣。操作中注意避免组织瓣穿孔。半厚瓣的分离范围要超过膜龈联合线。

MGJ

图3-3-1d

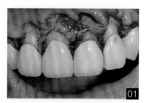

手术是为了增厚上前牙区唇侧牙龈，首先分离半厚瓣并翻开。切开牙龈乳头部位时要注意保留牙龈的贝壳状外形进行切开。

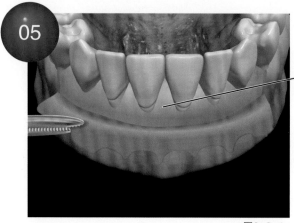

05 半厚瓣分离完成的状态。注意分离的范围要尽可能地小。但是，在需要将覆盖瓣进行冠向移位或者根尖向移位的时候，就需要越过膜龈联合线、进行较大范围的分离。

图3-3-1e

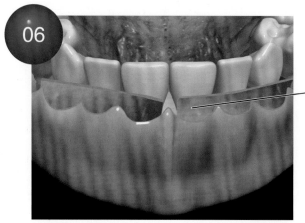

06 试放置移植组织瓣，确认移植瓣与覆盖瓣的位置关系。虽然牙龈扩增术的操作方法与根面覆盖术类似，但两者的手术目的不一样，根面覆盖术的目的是将牙龈缘向冠方移动，而牙龈扩增术的目的是改变患者的牙龈生物型（增厚），因此，在牙龈扩增术中就没必要过多地减张（只要将移植组织瓣无张力地固定于所需要的位置即可）。

图3-3-1f

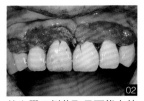

关键点

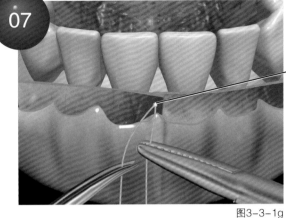

07

用可吸收缝线将移植的结缔组织瓣与骨膜缝合，固定在所需的位置。覆盖瓣将移植瓣基本覆盖住。

从上腭双侧获取尽可能大的结缔组织瓣，将其移植到上前牙区唇侧，使用可吸收缝线缝合固定。

图3-3-1g

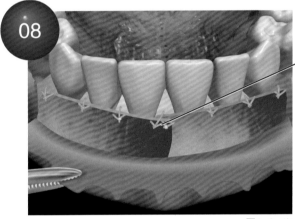

08

两个移植的结缔组织瓣骨膜固定完成后。

图3-3-1h

循证证据

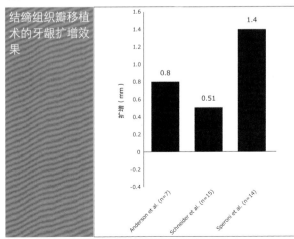

| 结缔组织瓣移植术的牙龈扩增效果 |

有关评价天然牙牙龈扩增术后效果的文献中，并没有以根面覆盖作为主要手术目的。也有文献系统回顾分析了种植体周围软组织扩增的效果，发现在结缔组织瓣移植后48个月时仍保持良好的角化龈宽度和软组织厚度[1]。但是，在移植部位也有一定程度的软组织收缩，这在术后3个月就会发生[1]。对于天然牙来说，移植部位也有可能发生软组织的收缩。因此，在进行修复的时候，要选择好修复时机（图表引自参考文献[1]并有改动）。

[1]Poskevicius L, Sidlauskas A, Galindo-Moreno P, Juodzbalys G. Dimensional soft tissue changes following soft tissue grafting in conjunction with implant placement or around present dental implants: a systematic review. Clin Oral Implants Res 2017;28(1):1-8.

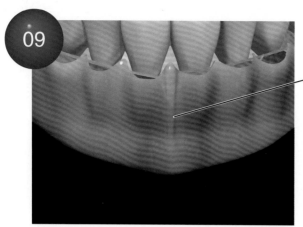

09

将覆盖瓣牢固覆盖住移植瓣，调整至适当位置后进行缝合。必要时可以对覆盖瓣进行减张。

图3-3-1i

✖覆盖瓣的位置

一般来讲，需要将覆盖瓣覆盖在移植瓣冠方1mm的位置。

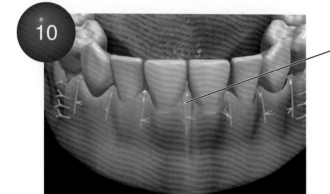

10

在牙间区进行垂直悬吊褥式缝合，在纵切口区进行紧密的间断缝合。

图3-3-1j

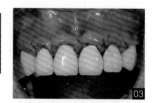

缝合完成后的状态。考虑到牙冠形态与最终的牙龈缘位置，在缝合时采用了垂直悬吊褥式缝合和间断缝合的方式，这样覆盖瓣不会向冠方过多移位。

参考文献
[1]Otto Zuhr, Marc Hürzeler（著）. 申　基喆（監訳）. 拡大写真で見るペリオとインプラントのための審美形成外科. 東京: クインテッセンス出版，2014.

循证证据

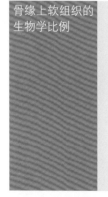 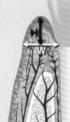 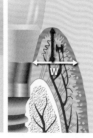

骨缘上软组织的生物学比例

H : W = 1.5 : 1　　H : W = 1 : 1.5

　　健康的牙周组织，牙齿唇颊侧中央牙槽骨骨缘上软组织的高度与厚度的比例是一定的，大约为1.5：1[1]。因此，在进行根面覆盖、龈乳头重建等手术时，为了保证软组织的高度能够维持，那么其基底部的软组织厚度一定要足够，所以有必要进行牙龈的增厚手术。另外，对于种植体周围软组织来说也存在这样一个生物学比例，只是其比值刚好相反[2]，为1：1.5。因此，要维持种植体周围软组织的高度，就需要比天然牙更厚的软组织（图引自参考文献[3]并有改动）。

[1]Wennström JL. Mucogingival considerations in orthodontic treatment. Semin Orthod 1996;2(1):46-54.
[2]Nozawa T, Enomoto H, Tsurumaki S, Ito K. Biologic height-width ratio of the buccal supra-implant mucosa. Eur J Esthet Dent 2006;1(3):208-214.
[3]一般社団法人日本インプラント臨床研究会（編）. インプラントのための重要12キーワード・ベスト240論文 世界のインパクトファクターを決めるトムソン・ロイター社が選出. 東京:クインテッセンス出版，2014:149.

牙龈扩增术（图3-3-2a～d）

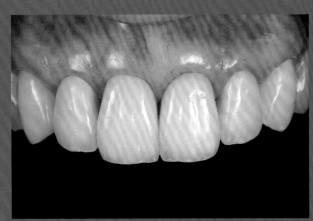

图3-3-2a　治疗完成后1年1个月。牙龈扩增手术后3年6个月。没有发现牙龈萎缩，牙龈位置稳定。

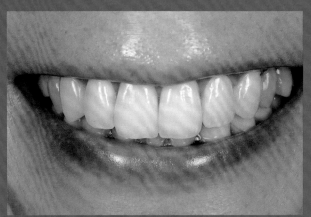

图3-3-2b　同时拍的唇齿照片，牙齿与唇的关系协调。患者对治疗效果非常满意，表示治疗后笑的时候再也不用在意嘴巴了。虽然效果尚未达到十分完美，但是随着牙龈扩增后，可以将冠的唇侧做得更丰满一些，这样对于唇部也有一个良好的支撑。

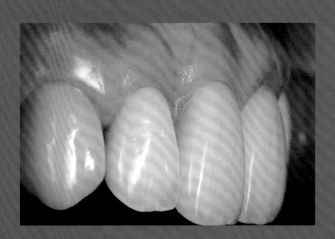

图3-3-2c　在拍照时牙冠外形与牙龈外形的协调十分重要。这时牙龈边缘没有炎症，也能够抵抗牙龈萎缩的发生。

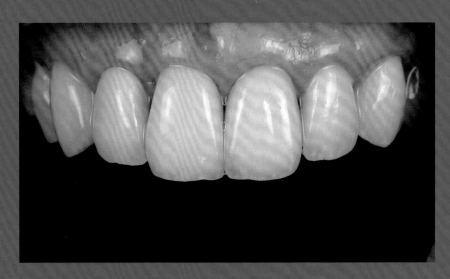

图3-3-2d　治疗完成后3年7个月。牙龈扩增手术后6年。牙龈状态维持得很好。

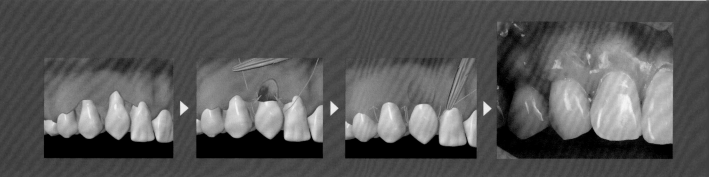

1. 单颗牙的闭合瓣技术

　　Raetzke在1985年提出了一种不需要纵切口及切开龈乳头的手术方法来进行根面覆盖，称之为"信封"技术。它是将从上腭获取的上皮下结缔组织瓣通过龈沟切口植入到制备好的"信封瓣"内的一种方法。这一方法最初时并不进行组织瓣冠向移位，因此移植的组织瓣就会暴露出一部分。虽然它有创伤小、愈合后符合美学要求、术式简单等优点，但是由于移植瓣的暴露可能导致其血供出现问题以及移植瓣植入后"信封瓣"内压力可能会过大，因此，其操作难度较大。在这之后，又提出了很多的改良技术。

　　本书介绍一种改良的"信封"技术，在其最初方法的基础上增加了覆盖瓣的冠向移位，这样可完全覆盖移植瓣，从而确保其血液供应（图3-4-1a～p）。

成功的关键点

1. 本术式最关键的一点：虽然进行的是单颗牙的根面覆盖，但是在制备"信封瓣"的时候，要向两侧邻牙进行扩展切开，制备包括多颗牙的"隧道"，这样才能够使"信封瓣"进行冠向移位。
2. 牙龈萎缩区域根尖侧的残留牙龈对于预后十分重要，它随着"信封瓣"的冠向移位会在期望的位置形成新的牙龈缘，因此在操作时一定要注意，不能损伤这部分牙龈。
3. 龈乳头唇侧（颊侧）的一部分也会从骨膜上方分离，来制作成半厚瓣，在唇侧牙龈缘冠向移动的同时，龈乳头部分的瓣也要一起进行冠向移位。
4. 悬吊缝合时，进针要同时穿过覆盖瓣和移植瓣，并将二者的相对位置固定下来（覆盖瓣要覆盖到移植瓣冠向1mm的位置）。

单颗牙的闭合瓣技术

01

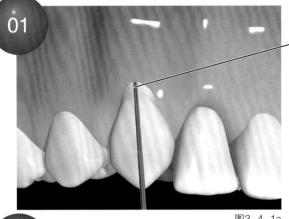

使用刻度探针测量牙龈萎缩量。

图3-4-1a

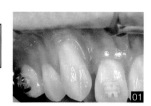

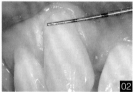

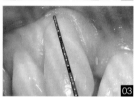

根面覆盖术前诊断包括：龈乳头是否完整；牙龈萎缩区域根尖侧牙龈的厚度、角化龈的宽度等。

02

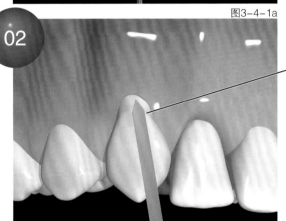

首先使用微创剥离子Allen刀进行龈沟内切开，来制作信封瓣。

图3-4-1b

03

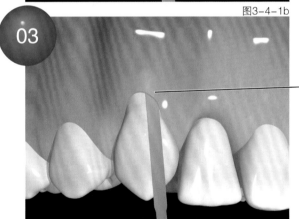

在进行龈沟内切开的时候一定要小心，不要损伤牙龈缘及牙龈乳头。为了使信封瓣获得良好的可移动性，需要进行患牙两侧邻牙龈沟内扩展切开，使其成为"信封瓣"的一部分。

图3-4-1c

04

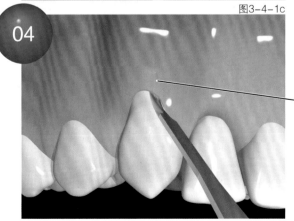

在进行"信封瓣"分离的时候，推荐先使用Allen刀或者剥离子进行最初的分离，分离的范围是到骨缘下2~3mm，然后使用更为锋利的CK2刀片继续分离至越过膜龈联合线的位置，形成一个"信封"。最初如不使用刀片而是使用微创的Allen刀或剥离子，可以避免损伤牙龈缘。

图3-4-1d

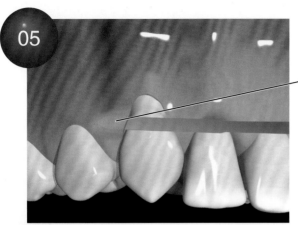

05 使用Allen刀分离形成牙龈乳头部分的半厚瓣。在操作时，要从龈乳头近中及远中两侧分别进行分离，并注意使龈乳头两侧的半厚瓣贯通。仅分离颊侧龈乳头就可以获得良好的组织瓣可移动性。

图3-4-1e

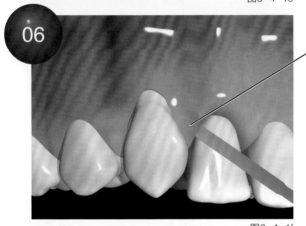

06 分离患牙另一侧的龈乳头，形成半厚瓣。

图3-4-1f

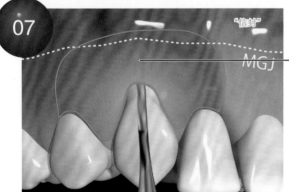

07 完成牙龈乳头半厚瓣分离后，开始进行根尖向的扩展分离。分离的范围是：在根尖向要超过膜龈联合线，在近远中向要扩展至邻牙，最终形成一个"信封"。

图3-4-1g

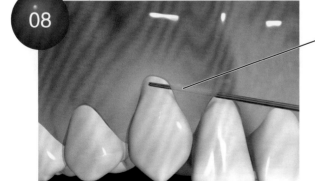

08 使用探针来确定牙龈乳头半厚瓣的可移动性。如果减张不足，可以继续扩大半厚瓣的分离范围。

图3-4-1h

09

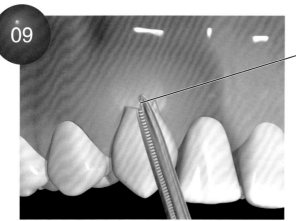

最终使覆盖瓣可以无张力地进行冠向移位，能够覆盖釉牙骨质界冠向1mm的位置。

图3-4-1i

10

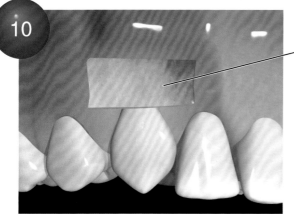

将获取的移植瓣试放在牙龈表面，确定移植瓣的大小及受植区域是否合适。

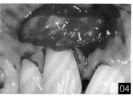

移植瓣试放置。在这一病例中，为了增加角化龈宽度，使用了带部分上皮的结缔组织移植瓣。

图3-4-1j

11

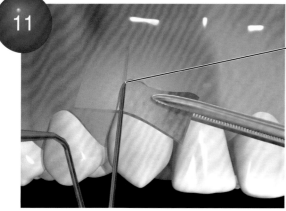

使用探针掀起覆盖瓣，将移植瓣小心地植入"信封"内。

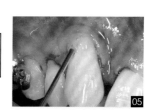

在牙龈严重萎缩的病例，可以使用EMD（Enamel Matrix Derivative，釉基质蛋白衍生物）进行根面处理，来帮助获得牙龈再附着。

图3-4-1k

12

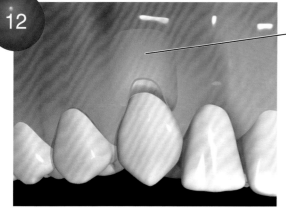

移植瓣植入完成后的状态。移植瓣的边缘应与釉牙骨质界基本平齐。

图3-4-1l

13

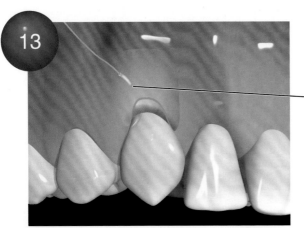

使用悬吊缝合，将覆盖瓣进行冠向移位。进针点位于颊侧角化龈区域，将覆盖瓣与移植瓣贯穿缝合，从龈沟内出针。贯穿缝合时要注意调整好覆盖瓣与移植瓣的相对位置，使覆盖瓣能够覆盖移植瓣冠向1mm的位置。

图3-4-1m

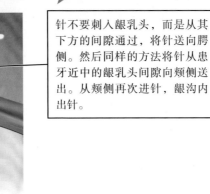

关键点

14

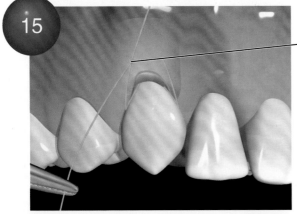

针不要刺入龈乳头，而是从其下方的间隙通过，将针送向腭侧。然后同样的方法将针从患牙近中的龈乳头间隙向颊侧送出。从颊侧再次进针，龈沟内出针。

图3-4-1n

15

同上操作，针不刺入龈乳头送向腭侧，缝线绕在牙根部，将针返回颊侧，在最初的进针点打结。

图3-4-1o

16

缝合完成后。组织瓣将牙根完全覆盖，并在冠向超过釉牙骨质界1mm。

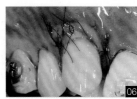

缝合完成后的情形。在这一病例中，移植瓣上附带的上皮组织暴露在外。通常情况下，应当将移植瓣完全覆盖。

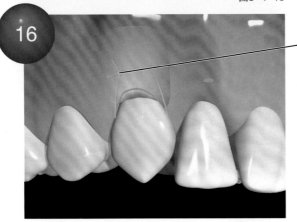

图3-4-1p

2. 单颗牙的开放瓣技术——梯形瓣技术

采用开放瓣技术治疗牙龈萎缩是以冠向复位瓣术为基础，将受植区域的组织瓣垂直减张切开，然后较大范围地翻瓣展开，这样在直视下可在受植床骨膜上准确地按照计划的位置放置、缝合、固定移植瓣。此外，通过垂直减张切开（纵切口）也可以将组织瓣在冠向进行较大幅度的移动，直到所需的位置上。与闭合瓣的治疗方法相比较，其缺点是创伤大、会妨碍组织瓣的自体血供，因此可能会延长愈合时间，并导致瘢痕形成（参考第127页表3-1）。

本书中所描述的手术方法，是在Zucchelli梯形瓣基础上改进的根面覆盖技术。这一手术方法，非常具有系统性，在当前闭合瓣根面覆盖技术更为流行之时，再一次为大家所认可、应用，是一个具有划时代意义的手术方法。该方法可操作性强、成功率高，适应范围也更广（图3-4-2a～u）。

单颗牙的开放瓣技术——梯形瓣技术

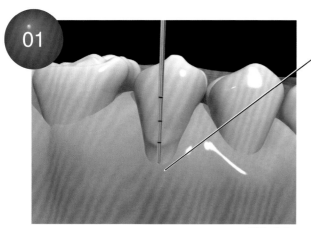

01

刻度探针测量牙龈萎缩量。

患牙位置偏唇侧，唇侧骨板消失导致牙龈萎缩。萎缩区域根尖侧牙龈还保留有1mm宽的角化龈。

图3-4-2a

循证证据

梯形瓣(trapezoidal flap)与三角形瓣(triangular flap)

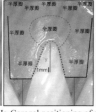
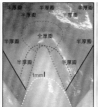

梯形瓣与三角形瓣都是在使用冠向复位瓣术进行根面覆盖时的切口设计形态[1-2]。Zucchelli等评价了按一定规则进行准确切开的这两种方法对于根面覆盖有效性的影响[3]。结果发现，虽然两者的根面覆盖率没有统计学差异，但是，提示采用三角形瓣更有可能获得良好的美学效果。然而，三角形瓣技术难度高，因此在使用的时候一定要注意适应证（图片引自参考文献[4]并有改动）。

[1]Allen EP, Miller PD Jr. Coronal positioning of existing gingiva: short term results in the treatment of shallow marginal tissue recession. J Periodontol 1989;60(6):316-319.
[2]Zucchelli G, De Sanctis M. Treatment of multiple recession-type defects in patients with esthetic demands. J Periodontol 2000;71(9):1506-1514.
[3]Zucchelli G, Stefanini M, Ganz S, Mazzotti C, Mounssif I, Marzadori M. Coronally Advanced Flap with Different Designs in the Treatment of Gingival Recession: A Comparative Controlled Randomized Clinical Trial.Int J Periodontics Restorative Dent. 2016;36(3):319-327.
[4]岩田健男, 山崎長郎, 和泉雄一（主席编集）. 别册 ザ・クインテッセンス　PRD YEAR BOOK 2017. 東京:クインテッセンス出版, 2017;18.

成功的关键点

1. 术前诊断时要认真检查牙间区组织的状态（牙龈乳头是否完好）、牙龈萎缩的宽度与高度、萎缩区域牙龈的厚度与角化龈宽度、牙根面的状况、釉牙骨质界的位置与状况等。

2. 制成全厚-半厚复合瓣，减张后，将结缔组织瓣固定在所需的位置。要注意移植的结缔组织瓣在垂直向的位置（与釉牙骨质界平齐）和大小（要尽可能地小）。

3. 缝合时要将覆盖瓣与牙冠紧密贴合，同时对其进行充分的冠向移位（覆盖过釉牙骨质界冠方1mm）。

4. 手术完成时要观察梯形瓣冠向移位的程度是否合适（即覆盖过釉牙骨质界冠方1mm）。

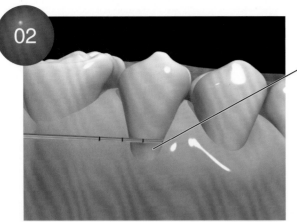

02

用刻度探针测量牙龈萎缩的基底宽度。根面覆盖的难易程度与牙龈萎缩的高度及宽度有关系。

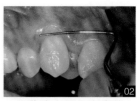

牙龈萎缩水平向宽度约为6mm。牙根面釉质有脱矿。没有楔形缺损。术前训练其改善刷牙用时约1个月。

图3-4-2b

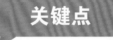

关键点

03

解剖学牙龈乳头

x+1mm　x+1mm

3mm　3mm

x

外科学牙龈乳头

MGJ

首先，从患牙两侧的牙龈乳头顶点起，向根尖方向测量一个距离=牙龈垂直方向萎缩量+1mm，在这一位置做一水平切开标记，切口长度约3mm。然后，向根尖方向做纵切口标记，在近远中两侧的纵切口均应超过膜龈联合线（垂直减张切口）。梯形瓣的游离端就是术后形成新的牙龈乳头的位置，称之为外科学牙龈乳头。

图3-4-2c

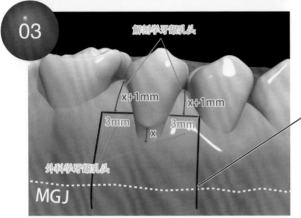

04

MGJ

用15C刀片或者眼科用刀片沿着手术记号笔预先描记的切开线进行水平切开。

图3-4-2d

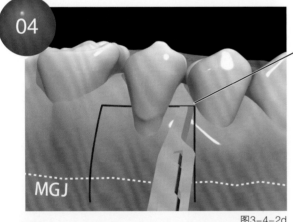

05

MGJ

同样方法进行纵切开。再次强调，这一纵切口一定要越过膜龈联合线。只有越过膜龈联合线，组织瓣才可能获得可移动性。

图3-4-2e

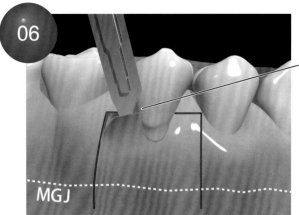

接下来，从梯形瓣的游离端、即外科学牙龈乳头部开始用刀片进行半厚瓣的分离。

图3-4-2f

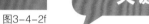

关键点

在剥离冠向移位后，将要覆盖暴露根面的组织瓣部分位于暴露根面的根尖方牙龈部分时，为了确保其厚度，对其使用微创剥离子等进行全厚瓣分离。

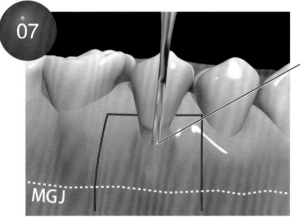

图3-4-2g

全厚瓣的分离范围是暴露根面的正下方，从骨缘向根尖方向约3mm，然后再向根尖方向改行半厚瓣的分离。这样，除了全厚瓣区域以外，其他手术区域都是一个包括外科学牙龈乳头部分的半厚瓣。

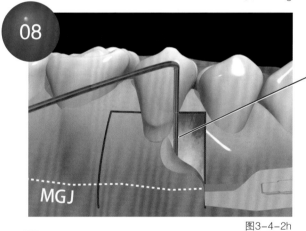

图3-4-2h

全厚-半厚复合瓣制备完成，并将其翻开后的状态。暴露根面正下方的骨面是完全暴露的。

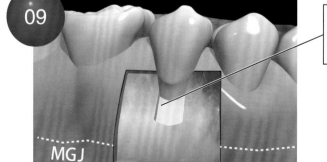

图3-4-2i

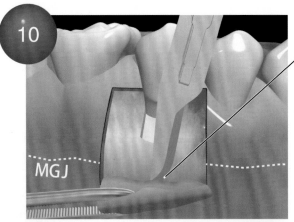

10

为了对组织瓣减张，使用刀片与骨面平行并向深部进一步切开分离，切断与骨膜相联系的肌腱纤维。

图3-4-2j

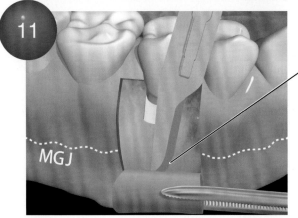

11

接下来，刀片与组织瓣平行，将组织瓣的结缔组织与肌肉组织进行浅层切开分离、这样做减张效果最好，能够使组织瓣获得良好的可移动性，充分进行冠向移位覆盖。

图3-4-2k

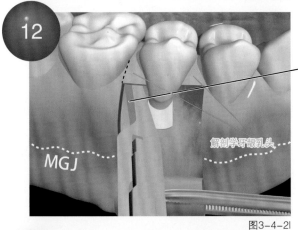

12

对于牙龈乳头（解剖学牙龈乳头）部分，用刀片将其表层的上皮去除，以作为组织瓣缝合时外科学牙龈乳头的受植床。

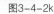

解剖学牙龈乳头

图3-4-2l

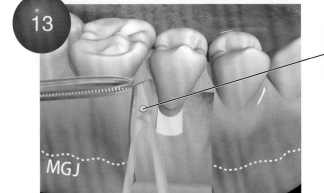

13

仅靠刀片无法完全去除牙龈乳头表面的上皮组织，需要使用微创手术剪刀帮助去除。

图3-4-2m

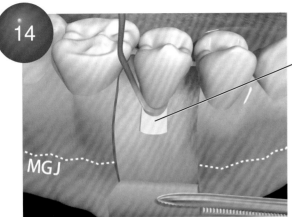

14

术前用探针探测临床附着水平的位置，对其上方的牙根面进行平整。

图3-4-2n

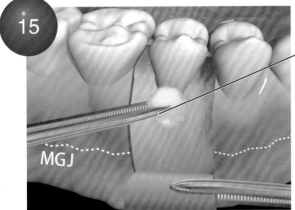

15

使用EDTA棉球处理根面2分钟，以去除牙根表面的玷污层。

图3-4-2o

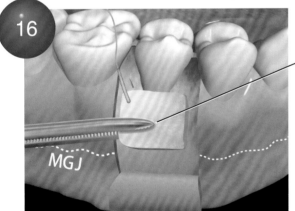

16

将移植瓣的游离端与釉牙骨质界平齐，固定缝合于骨膜上。Zucchelli认为理想的移植瓣大小是满足需求的前提下尽可能小。

图3-4-2p

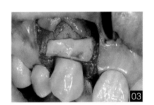

从腭侧用Zucchelli技术获取的移植组织瓣，将其试放置于术区。Zucchelli认为移植瓣应当尽可能地小。

关键点

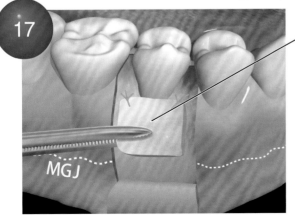

17

将移植瓣的近远中分别与骨膜缝合固定。

图3-4-2q

18

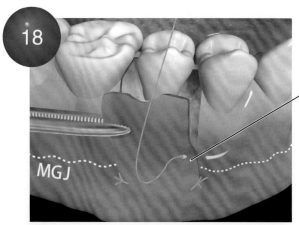

由于肌肉纤维的走行方向，组织瓣容易被牵拉向远中方向。为了避免出现这种情况，Zucchelli推荐先进行近中部分的缝合。同时，为了使悬吊缝合后的组织瓣没有张力，缝合纵切口时，应当一边将组织瓣向冠向牵引，一边从根尖侧开始冠向顺序缝合。

图3-4-2r

19

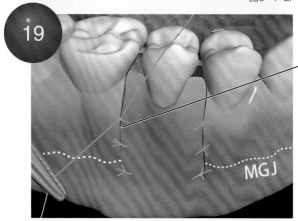

缝合时，进针的方向是从组织瓣一侧刺入，然后斜向冠方从邻接的软组织穿出，这样，可以预防组织瓣被牵向根尖方向。

图3-4-2s

20

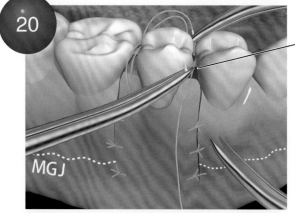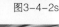

再次确认覆盖瓣的位置，其游离端应当位于釉牙骨质界冠向1mm且无张力，最后进行悬吊缝合。

图3-4-2t

21

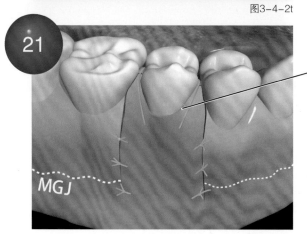

缝合完成后。经过悬吊缝合，外科学牙龈乳头与解剖学牙龈乳头紧密贴合，组织瓣完全覆盖牙根。

图3-4-2u

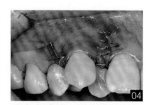

缝合完成后。重点确认组织瓣与牙齿紧密贴合，冠向移位，覆盖釉牙骨质界冠向1mm。

3. 多颗牙的闭合瓣技术——隧道技术

牙龈萎缩往往不是发生在单颗牙上，绝大多数情况下是发生在多颗牙齿上。因此，在临床上更多的是使用根面覆盖术治疗多颗牙的牙龈萎缩。与单颗牙根面覆盖术一样，多颗牙的根面覆盖术也分成开放瓣和闭合瓣两种方法。

闭合瓣治疗方法，是在1994年由Allen提出"隧道技术"，1998年Azzi等对其加以改进，增加了龈瓣冠向移位，并称为"改良隧道技术"。在这一技术中，分离形成的"信封"止于牙龈乳头正下方，为了将组织瓣进行冠向移位，缝合方法会采用悬吊缝合或者以复合树脂辅助粘接悬吊缝合。组织瓣上没有水平向或垂直向的切口，因此其血供良好，并可以减少瘢痕形成，愈合后易于获得理想的美学效果（图3-4-3a ~ q）。

多颗牙的闭合瓣技术——隧道技术

01

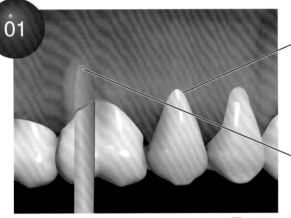

首先在患牙龈沟内切开。

本示例为治疗 654 区域牙龈萎缩。首先用Allen刀在牙齿中部龈沟区域进行全厚瓣分离，以形成"信封瓣"。分离的深度是到达牙槽嵴顶根向2 ~ 3mm。

图3-4-3a

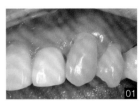

术前的情况。与单颗牙牙龈萎缩一样，也要进行系统的术前评估，包括牙龈乳头的完整性、牙龈厚度、萎缩区域的高度和宽度等，据此选择合适的术式并预测术后结果。

成功的关键点

1. 在不切开牙龈乳头的情况下，于多颗患牙区域制成"信封瓣"。在牙龈乳头下方制备"隧道"时，操作一定要仔细，要注意不要形成穿孔，不要将牙龈乳头切断。
2. 覆盖瓣的分离范围一定要超过膜龈联合线，这样才能获得足够的冠向移动量。
3. 对移植的结缔组织瓣要进行定位缝合，将其固定在所需的位置。

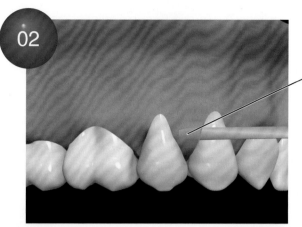

02

接着，将Allen刀插入牙龈乳头下方，小心地将牙龈乳头从骨面剥离，形成一个"隧道"，并与牙龈萎缩患牙区域的"信封瓣"相通。

图3-4-3b

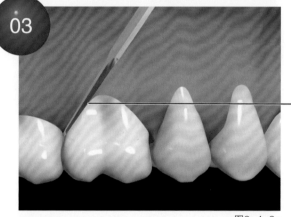

03

在用Allen刀基本制成"信封瓣"以后，强烈推荐换用CK2刀片继续进行深部的分离，"信封瓣"的分离范围要超过膜龈联合线。分离完成后，覆盖瓣将具有良好的可移动性，可以进行冠向移位。在覆盖瓣进行冠向移位的同时，也会带着牙龈乳头冠向旋转移位，因此，应当将牙龈乳头颊侧1/2处从骨面分离或者将其切断。

图3-4-3c

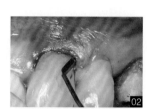

在使用Allen刀等剥离子基本形成"信封瓣"后，推荐更换使用CK2刀片（继续进行分离）。使用CK2刀片时，操作要细心，注意不要让侧边刀刃伤及牙龈缘或牙龈乳头。

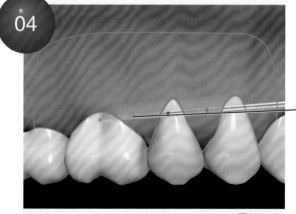

04

使用探针确认隧道是否形成，确认"信封瓣"分离的范围是否超过膜龈联合线，确认是否有区域未完全分离。

图3-4-3d

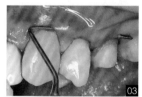

用探针确认隧道是否切实贯通，"信封瓣"是否确实超过膜龈联合线。

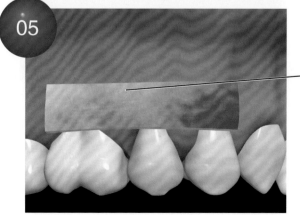

05

根据预先的计划，从上腭获取结缔组织瓣，获取量要比实际需要量多两成，将移植瓣试放在受植区域。

图3-4-3e

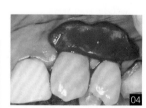

从供区获取带上皮的结缔组织瓣，去除腺体、脂肪组织，调整瓣的大小及厚度，一边修整一边在受植区比试。

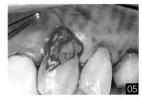

06

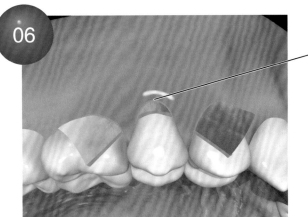

图3-4-3f

将移植瓣塞入"隧道"中，准备将其固定在所需位置。

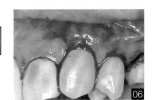

小心地将移植瓣塞入"信封瓣"下。必要时对结缔组织瓣进行定位缝合，将其固定于所需位置。

07

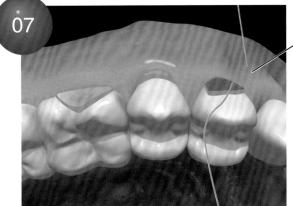

图3-4-3g

使用定位缝合将移植瓣牵引到所需的位置固定。

08

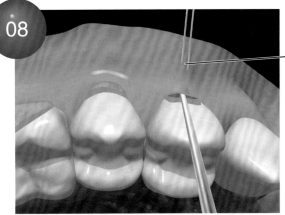

图3-4-3h

缝合线穿过移植瓣，通过缝线一边牵拉一边将移植瓣向根尖方向小心推送，直至到达所定位置。

09

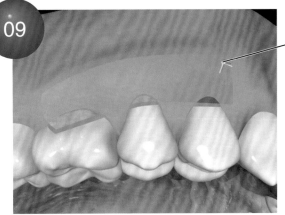

图3-4-3i

移植瓣近中固定完成后。

闭合瓣技术又被称为"盲操作"技术，很难确定是否将移植瓣植入到了所需的位置。操作时尽量将其固定在所需位置。

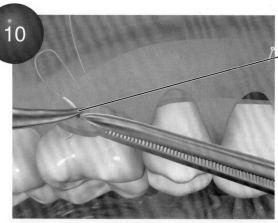

10

在远中按同样方法进行定位缝合，将移植瓣的另一侧牵至所需位置。

图3-4-3j

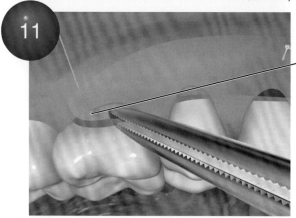

11

仔细计划，将缝线在正确的位置上穿过移植瓣，从而实现移植瓣的正确定位。

图3-4-3k

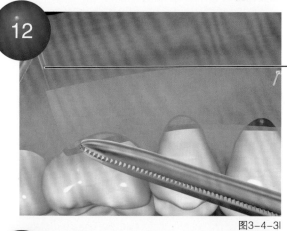

12

一边小心牵拉缝线，一边将移植瓣推送到所定位置。

图3-4-3l

关键点

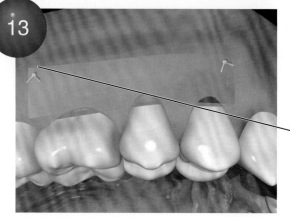

13

两侧定位缝合完成后。如此，移植瓣被固定在所需位置。在不翻瓣的情况下，将移植瓣植入到所需位置会比较困难，进行定位缝合有助于移植瓣的位置固定，这一点非常重要。

图3-4-3m

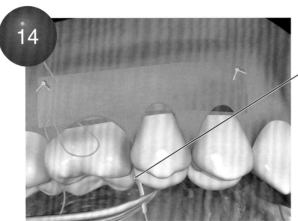

14

6|的悬吊缝合。调整缝合线的牵拉方向和力量，按照计划的位置，将组织瓣冠向移位。

图3-4-3n

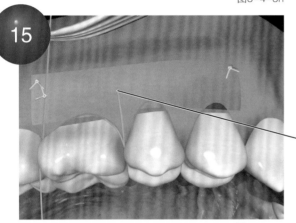

15

进行打结。

图3-4-3o

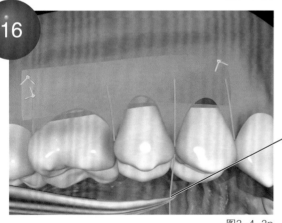

16

4|的悬吊缝合。完成悬吊缝合后，应切实将组织瓣冠向移位并完全覆盖移植瓣。有时需要一边将组织瓣从根尖区域向冠方押送，一边进行悬吊缝合。

图3-4-3p

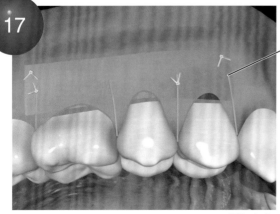

17

手术完成。

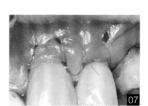

缝合完成后。通过悬吊缝合将组织瓣固定在计划位置，并完全覆盖移植瓣。

图3-4-3q

4. 多颗牙的闭合瓣技术——VISTA技术

临床上使用的传统开放瓣或闭合瓣技术虽然都可以改善牙龈萎缩，但也存在一个共同的问题：组织瓣冠向移位时，由于受到肌肉的牵拉，难以将组织瓣切实固定到想要的位置。为了解决这一问题，有学者提出了VISTA（Vestibular Insision Subperiosteal Tunnel Access，经垂直切口的骨膜下隧道）技术。该技术是通过在口腔前庭系带部位进行垂直切开，在牙龈萎缩部位进行全厚瓣剥离，使组织瓣获得良好的可移动性，并向组织瓣下植入结缔组织瓣。组织瓣的缝合使用"粘接"缝合法，即通过缝合线将组织瓣进行冠向牵引，并使用复合树脂将缝线粘接固定在牙面上的一种缝合方法（图3-4-4a~m）。

多颗牙的闭合瓣技术——VISTA技术

01

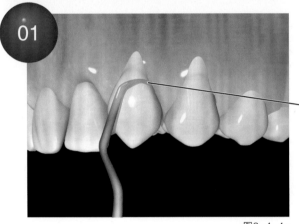

暴露的牙根表面如果有复合树脂或者龋坏等，要先去除，然后进行刮治和根面平整。这之后，使用25%的EDTA凝胶进行根面处理。

图3-4-4a

成功的关键点

1. 专用的成套器械有着特殊的形状设计，使用起来更方便，也可预防在全厚瓣剥离时形成穿孔。

2. 由于无法直视移植瓣，在缝合时注意其位置不要偏移。

3. 复合树脂粘接操作要规范，确保术后不会发生早期脱落。

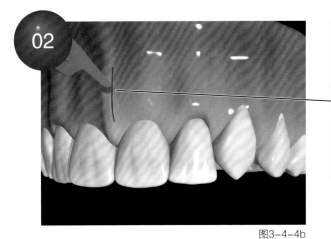

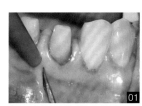

切口在唇系带附近（要避开系带），纵向切开。

02

切口距离患牙大约1.5个牙位，在口腔前庭的系带部位，切口不要切到离牙龈缘过近的位置。如果使用专门的器械，全厚瓣可以从唇系带的位置一直分离到磨牙区。

切口的长度考虑到器械操作、移植瓣植入等因素，至少需要10mm左右。

图3-4-4b

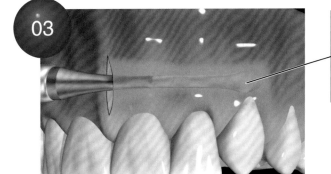

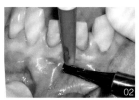

一边透过黏膜密切观察器械前端位置，一边进行组织瓣的剥离。

03

使用VISTA工具盒中的1号器械进行全厚瓣的剥离。此时，要避开细小脆弱的部分，使后续使用器械的剥离操作更为容易。

图3-4-4c

循证证据

<table>
<tr><td rowspan="2">亚洲人的牙龈生物型</td><td>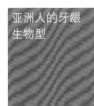
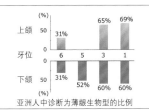</td><td>据报道，与欧美人相比，亚洲人群中薄龈生物型的比例较大[1-3]。在判断修复后牙龈萎缩的风险、是否进行牙龈扩增术、根面覆盖术时是否适合结缔组织瓣移植等情况下，需要关注这一问题。
另外，有一个简便的判断牙龈厚度的方法，就是在探诊时观察探针能否在边缘龈透出影像[4]。</td></tr>
</table>

亚洲人中诊断为薄龈生物型的比例

[1]Lee SA, Kim AC, Prusa LA Jr, Kao RT. Characterization of dental anatomy and gingival biotype in Asian populations. J Calif Dent Assoc. 2013;41(1):31-33, 36-39.
[2]Chou YH, Tsai CC, Wang JC, Ho YP, Ho KY, Tseng CC. New classification of crown forms and gingival characteristics in taiwanese. Open Dent J. 2008;2:114-119.
[3]一般社団法人日本インプラント臨床研究会（編）．文献と臨床のインプラントサイエンス 今読むべきインパクトの高い70論文＆77症例．東京：クインテッセンス出版，2016.
[4]Rasperini G, Acunzo R, Cannalire P, Farronato G. Influence of Periodontal Biotype on Root Surface Exposure During Orthodontic Treatment: A Preliminary Study. Int J Periodontics Restorative Dent. 2015;35(5):665-675.

<table>
<tr><td rowspan="2">经垂直切口的骨膜下隧道技术（VISTA技术）</td><td></td><td>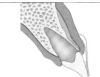</td><td>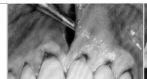</td><td>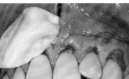</td><td>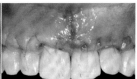</td></tr>
</table>

这一技术在最初并不是使用结缔组织瓣，而是使用可吸收胶原膜（Bio-Gide）、复合血小板源性生长因子（PDGF）及β-TCP（GEM21S）处理暴露根面。既适合于单颗牙，也适合于多颗牙。现在，VISTA技术由于组织瓣设计、联合使用结缔组织瓣、与GBR联合使用等技术的进步，适用范围也随之扩大了（图片引自参考文献[1]）。

[1]Zadeh HH. Minimally invasive treatment of maxillary anterior gingival recession defects by vestibular incision subperiosteal tunnel access and platelet-derived growth factor BB. Int J Periodontics Restorative Dent 2011;31(6):653-660.

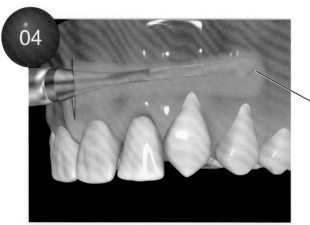

04

关键点

使用有一定弯曲度的VISTA#2器械沿着骨面形态继续进行剥离。要保持器械前端一直与骨面接触，这样可以防止穿孔。

图3-4-4d

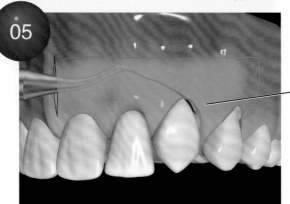

05

使用VISTA#3~#6器械进行牙齿周围和牙龈乳头部分的剥离。牙龈乳头要进行彻底的剥离，并确认其获得良好的可移动性。

图3-4-4e

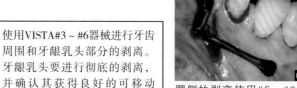

03

腭侧的剥离使用#5、#6器械。

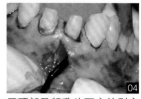

04

牙颈部及龈乳头下方的剥离使用#3、#4器械。

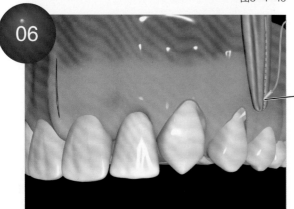

06

为了便于将移植瓣植入组织瓣下，用缝针在最远中部分刺入，从组织瓣下方向近中递送。

图3-4-4f

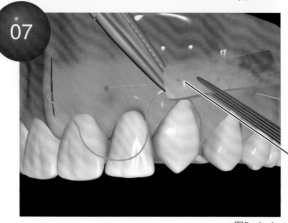

07

将缝针从组织瓣下方一直递送到纵切口的位置，从切口处出来，将移植瓣的一端缝1针。

图3-4-4g

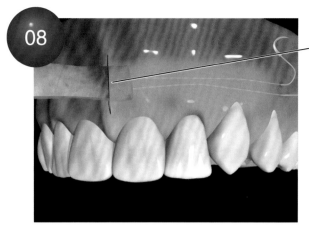

08

缝上移植瓣后，将缝针再次从切口处送入组织瓣下，向远中潜行递送至刺入点附近并穿出。

图3-4-4h

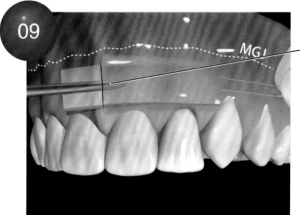

09

一边通过缝线牵拉组织瓣，一边将其从切口处向组织瓣下的空间内推送。

MG I

图3-4-4i

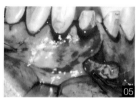

组织瓣的剥离要足够充分，这样在进行移植瓣植入时才不会遇到阻力。

循证证据

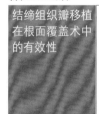

结缔组织瓣移植在根面覆盖术中的有效性

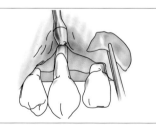

采用冠向复位瓣术联合结缔组织瓣移植进行根面覆盖治疗Miller Ⅰ°或Ⅱ°牙龈萎缩的有效性，已经获得大家的认可。这里不仅有长期观察的病例报告[1]，也有很多的临床研究及系统性回顾[2-4]。但是也有报告认为，在牙龈较厚的病例中，仅使用冠向复位瓣术就可以获得很好的美学效果，无论是否使用结缔组织瓣移植[5]。因此，在术前必须进行牙龈厚度检查，来判断是否需要合并进行结缔组织瓣移植术（图片引自参考文献[6]）。

[1]McGuire MK, Scheyer ET, Nunn M. Evaluation of human recession defects treated with coronally advanced flaps and either enamel matrix derivative or connective tissue: comparison of clinical parameters at 10 years. J Periodontol 2012;83(11):1353-1362.

[2]Cairo F, Nieri M, Pagliaro U. Efficacy of periodontal plastic surgery procedures in the treatment of localized facial gingival recessions. A systematic review. J Clin Periodontol. 2014;41 Suppl 15:S44-62.

[3]Zucchelli G, Mounssif I, Mazzotti C, Stefanini M, Marzadori M, Petracci E, Montebugnoli L. Coronally advanced flap with and without connective tissue graft for the treatment of multiple gingival recessions: a comparative short- and long-term controlled randomized clinical trial. J Clin Periodontol 2014;41(4):396-403.

[4]Tatakis DN, Chambrone L, Allen EP, Langer B, McGuire MK, Richardson CR, Zabalegui I, Zadeh HH. Periodontal soft tissue root coverage procedures: a consensus report from the AAP Regeneration Workshop. J Periodontol 2015;86(2 Suppl):S52-55.

[5]Cairo F, Cortellini P, Pilloni A, Nieri M, Cincinelli S, Amunni F, Pagavino G, Tonetti MS. Clinical efficacy of coronally advanced flap with or without connective tissue graft for the treatment of multiple adjacent gingival recessions in the aesthetic area: a randomized controlled clinical trial. J Clin Periodontol 2016;43(10):849-856.

[6]Edel A. Clinical evaluation of free connective tissue grafts used to increase the width of keratinised gingiva. J Clin Periodontol 1974;1(4):185-196.

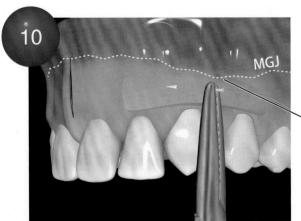

缝合时在膜龈联合线冠向2～3mm或者距牙龈缘2～3mm处进针，将植入的结缔组织一并缝合，使组织瓣切实地进行冠向移位。

图3-4-4j

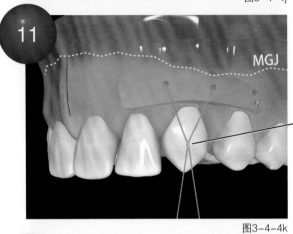

将组织瓣向冠方牵拉，并在牙面上打结。如果张力较大，还可以在同一部位缝合多针。

图3-4-4k

关键点

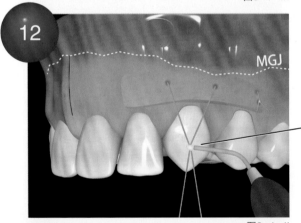

牙龈缘要覆盖釉牙骨质界冠向2mm。这时，用复合树脂将缝线结固定于牙面（coronally anchored suture，冠向粘接锚定缝合）。

图3-4-4l

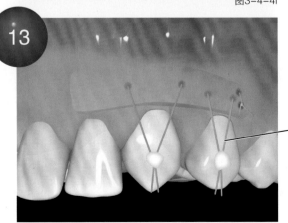

拆线基本上于术后2周进行。如果缝线上还有一定的张力，在拆线时要先减张。

图3-4-4m

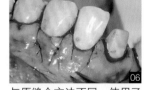

与原缝合方法不同，使用了悬吊缝合方法。

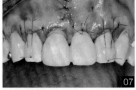

按照原缝合方法进行冠向粘接锚定缝合。

5. 多颗牙的开放瓣技术——改良冠向复位瓣术

改良冠向复位瓣术由Zucchelli提出，是一种不需要纵切口就能够冠向移动"信封瓣"的技术。这一技术使用了"信封瓣"与无减张切口，因此能确保组织瓣边缘的血液供应。这种技术十分适用于根面覆盖术，因为在裸露的根面上是没有血供的，只能依靠带蒂瓣自身的血液供应，来保证根面覆盖术的成功。

牙龈乳头上的切口采用斜切口，以牙龈萎缩程度最大的位置为中心，向两侧连续切开。切开线的顶点由其对应牙齿的龈萎缩量决定。由此所形成的一个连续的水平切口不仅使组织瓣冠向移位成为可能，还可以将"外科学牙龈乳头"旋转移位至所需位置，因此其愈后的可预测性也很好。可以在"信封瓣"下移植结缔组织瓣，也可以不移植，但都应将"信封瓣"的边缘放置在釉牙骨质界的冠方位置。有研究认为，这一方法与传统的冠向复位瓣术相比，更容易获得完全的根面覆盖和角化龈宽度（图3-4-5a~z）。

多颗牙的开放瓣技术——改良冠向复位瓣术

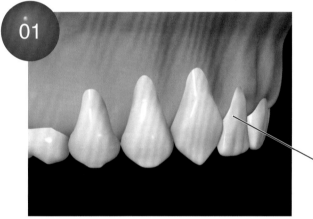

01

确认尖牙与两颗前磨牙发生牙龈萎缩。

图3-4-5a

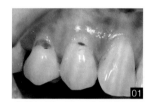

01

术前情况。这个病例除了牙龈萎缩，还伴有牙体硬组织的缺损，对牙体硬组织的诊断在这里同样很重要。包括原有的釉牙骨质界位置、牙体缺损区龋坏的程度、牙体缺损区缺损凹陷的程度等。

成功的关键点

1. 切口设计要准确，术后的外科学牙龈乳头要能与解剖学牙龈乳头位置重合。

2. "信封瓣"的减张要充分，确保"信封瓣"可以冠向及侧向足量移位。

3. Zucchelli强调，移植瓣大小以满足需要的最小限度为佳。

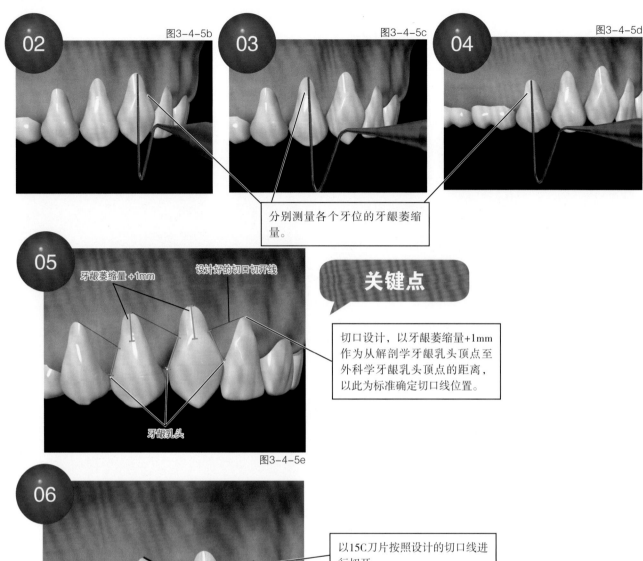

分别测量各个牙位的牙龈萎缩量。

图3-4-5b　图3-4-5c　图3-4-5d

牙龈萎缩量+1mm　设计好的切口切开线

牙龈乳头

图3-4-5e

关键点

切口设计，以牙龈萎缩量+1mm作为从解剖学牙龈乳头顶点至外科学牙龈乳头顶点的距离，以此为标准确定切口线位置。

以15C刀片按照设计的切口线进行切开。

图3-4-5f

循证证据

改良冠向复位瓣术

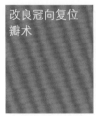

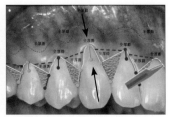

　　为了治疗多颗牙的牙龈萎缩，Zucchelli等提出了一种不需行垂直切口的"信封瓣"冠向移位技术[1]。与传统的带有垂直切口的冠向复位瓣术相比，这一方法能获得更大的完全根面覆盖率及角化龈宽度[2]。由于没有使用垂直切口，因此术后形成瘢痕的风险也很小，利于术后获得好的美学效果。但是，这一方法的切口设计比较困难（图片引自参考文献[3]）。

[1]Zucchelli G, De Sanctis M. 2000. Treatment of multiple recession-type defects in patients with aesthetic demands. J Periodontol 71:1506-1514. 28.

[2]Zucchelli G, Mele M, Mazzotti C, Marzadori M, Montebugnoli L, De Sanctis M. Coronally advanced flap with and without vertical releasing incisions for the treatment of multiple gingival recessions: a comparative controlled randomized clinical trial. J Periodontol 2009;80(7):1083-1094.

[3]Giovanni Zucchelli(著). Guido Gori（イラスト）. 沼部幸博（監訳）. 鈴木真名，瀧野裕行，中田光太郎（訳）. イラストで見る 天然歯のための審美形成外科. 東京：クインテッセンス出版，2014.

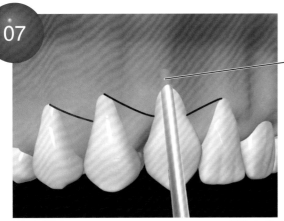

07 然后使用Allen刀，从龈沟内开始剥离全厚瓣，分离至骨缘下2~3mm。

图3-4-5g

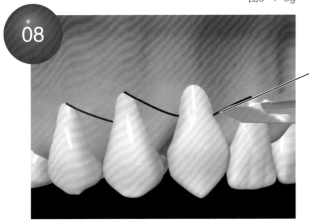

08 再次更换使用15C刀片，在外科学牙龈乳头区域分离半厚瓣。

图3-4-5h

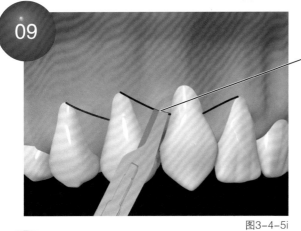

09 将外科学牙龈乳头区域的半厚瓣与从龈沟开始形成的全厚"信封瓣"相连通。

图3-4-5i

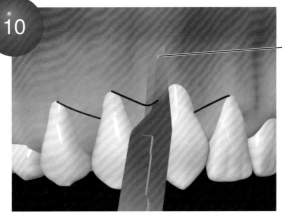

10 然后使用刀片继续向深部进行分离，越过膜龈联合线。

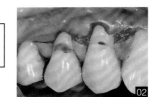

切开完成后的情况。

图3-4-5j

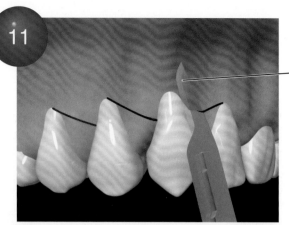

11

针对这一病例，2号牙的牙龈萎缩量仅有1mm，无须向1号牙进行扩展切开。同样，5号牙的牙龈萎缩也不需要向6号牙进行扩展切开。

图3-4-5k

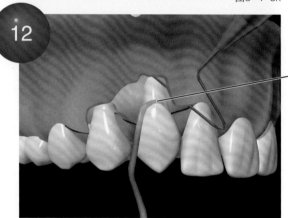

12

在牙根面行刮治及根面平整。刮治及根面平整范围到术前牙周袋袋底的位置为止。在这一位置的根尖侧，由于存在附着，不能进行刮治及根面平整。

图3-4-5l

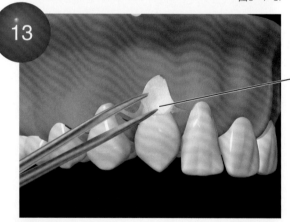

13

刮治及根面平整完成后，使用EDTA（15%~25%）进行根面处理。

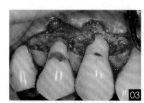

组织瓣要为切实的半厚瓣。

图3-4-5m

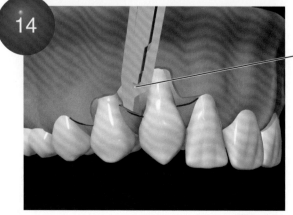

14

使用15C刀片去除解剖学牙龈乳头表面的上皮组织。

图3-4-5n

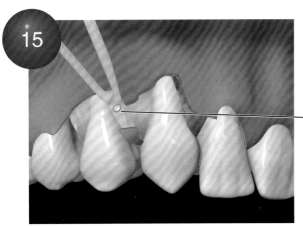

最后使用剪刀剪去上皮部分。

图3-4-5o

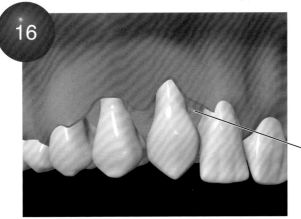

"信封瓣"分离完成后，是含有半厚瓣与全厚瓣的复合瓣（至骨缘下3mm骨面暴露，从此处至根尖的骨面上保留骨膜）。

图3-4-5p

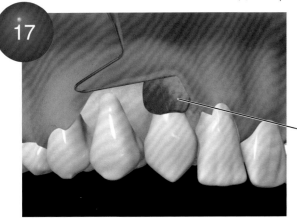

将从上腭获取的结缔组织瓣试放在尖牙牙龈萎缩区，平齐釉牙骨质界放置，合适后将其固定于此位置。

图3-4-5q

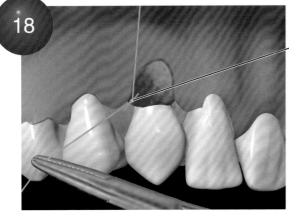

使用可吸收缝线，将移植瓣固定在骨膜上。

图3-4-5r

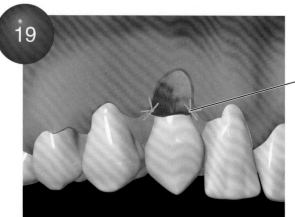

19

使用两个固定位点确保固位，然后调整移植瓣至牙根面恰当的位置上。在这一病例中，只是在牙龈萎缩量比较大的尖牙部位缝合并使用了结缔组织瓣移植。

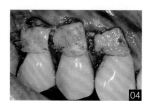

将最低限度大小的移植瓣放置在各牙的位置。

图3-4-5s

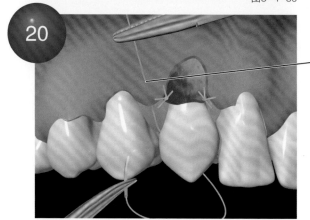

20

通过悬吊缝合将"信封瓣"向冠方移位，固定于所需位置。

图3-4-5t

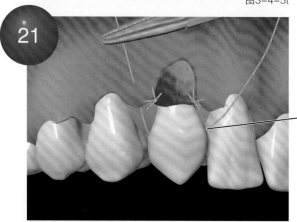

21

缝线从尖牙唇侧远中穿向腭侧，然后从腭侧近中穿回唇侧。

图3-4-5u

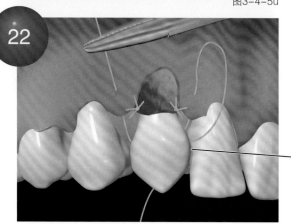

22

在唇侧近中缝合组织瓣，然后再次将缝线送向腭侧。

图3-4-5v

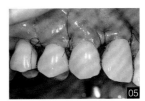

缝合完成后。

23

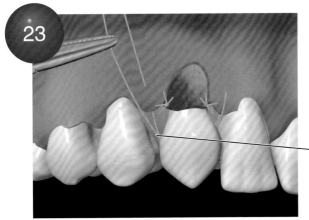

再次从腭侧远中将针返回唇侧，打结。

图3-4-5w

24

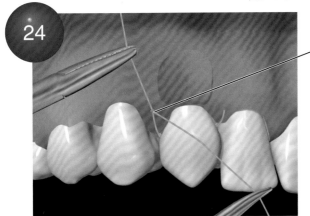

3号牙的悬吊缝合完成后。

图3-4-5x

25

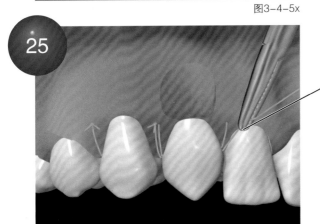

4号牙同样进行悬吊缝合，将组织瓣冠向移位并固定。

图3-4-5y

26

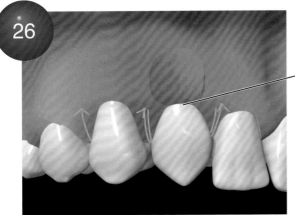

缝合完成后，牙龈缘向冠方移动、贴合紧密，位于釉牙骨质界冠向1mm。

图3-4-5z

单颗牙的闭合瓣技术的实际应用（图3-4-6a～c）

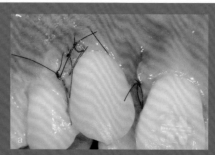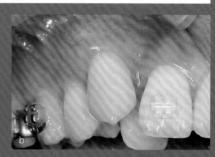

图3-4-6a 术后1周。不翻瓣的情况下，术后愈合非常快，患者疼痛的不适感比较少。

图3-4-6b 术后1个月。牙龈冠向移位覆盖萎缩区域，与釉牙骨质界平齐。

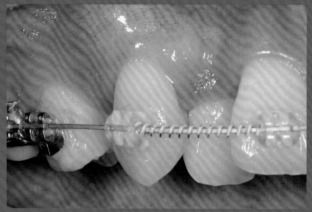

图3-4-6c 术后6个月。开始进行正畸治疗，该牙将会向腭侧移动至理想的位置并获得牙槽骨保护，因此牙龈位置将会稳定。

单颗牙的开放瓣技术——梯形瓣技术的实际应用（图3-4-7a～c）

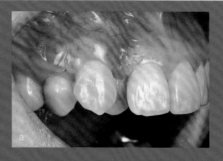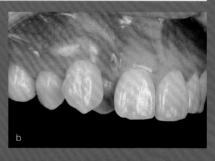

图3-4-7a 术后2周。完全按照Zucchelli的术式进行操作，获得了理想的愈合效果。另外，使用微创手术器械进行精细的操作，也有利于早期愈合。

图3-4-7b 术后1个月。没有发生任何问题，根面覆盖情况良好。

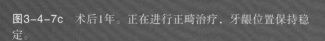

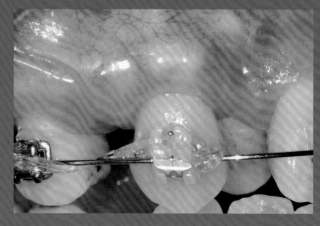

图3-4-7c 术后1年。正在进行正畸治疗，牙龈位置保持稳定。

多颗牙的闭合瓣技术——隧道技术的实际应用（图3-4-8a~c）

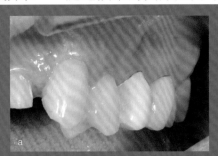

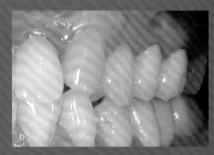

图3-4-8a 术后6个月。
图3-4-8b 术后1年。

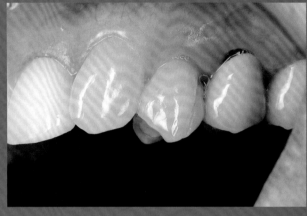

图3-4-8c 术后7年6个月。4号牙可见一定程度的牙龈萎缩，3号牙牙龈位置稳定。另外，对于5号牙，之前并没有进行牙龈的扩增，并且由于修复体的存在，牙龈萎缩比较明显，这一点也是一个经验教训。

多颗牙的开放瓣技术——改良冠向复位瓣术的实际应用（图3-4-9a、b）

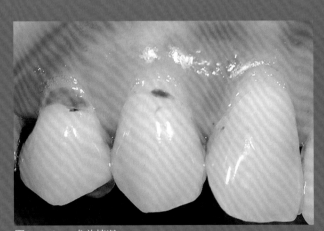

图3-4-9a 术前情况。

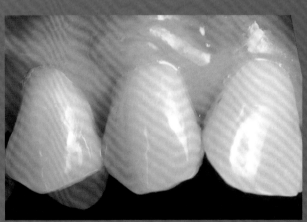

图3-4-9b 术后3个月。术后冠向移位的牙龈还会随着系带向高处运动而移动。需要在合适的时机进行系带切除术。

牙槽嵴软组织扩增术

Alveolar Ridge Augmentation

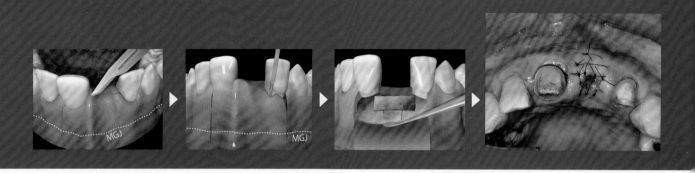

1. 牙槽嵴软组织扩增术——水平向：开放瓣技术与闭合瓣技术

　　近年来，牙周美容手术使用的组织瓣设计方法主要分为两大类：一是开放瓣，其特点是常常需要进行纵向切开来帮助减张；二是闭合瓣，其特点是不使用纵向切口。关于这两种组织瓣的设计，本书第3章第4节做了详细介绍。对于开放瓣技术（减张切口、纵向切口）也可以参考本书第1章第1节的内容。

　　使用闭合瓣技术，手术区域的血液供应好，因此愈后获得较好美学效果的可能性高。而且，手术创伤较小，愈合时间也会缩短。但是其操作难度较大，并且由于切实分离骨膜和肌肉纤维比较困难，会导致覆盖瓣的冠向移动量受限，愈合后可能由于软组织增生形成台阶。对于这两种技术的优点、缺点及适应证，详见表3-1。

　　下面，一步步介绍使用开放瓣技术（图3-5-1a～h）和闭合瓣技术（图3-5-2a～v）进行牙槽嵴软组织水平扩增的方法。

成功的关键点

1. 受植区域减张要充分。

2. 根据适应证选择开放瓣技术或者闭合瓣技术。

3. 移植瓣的固位要牢靠。

表3-1　开放瓣技术与闭合瓣技术的比较（引自参考文献[1]并有改动）

开放瓣技术 （有垂直减张切口的覆盖瓣）	闭合瓣技术 （没有垂直切口的"信封瓣"）
• 容易成瓣	• 成瓣较困难（盲操作技术）
• 可获得平整的受植床，可在直视下操作	• 需掌握移植瓣固定的相关技术（悬吊缝合，骨膜固定技术等）
• 覆盖瓣冠向移位容易	
• 在组织瓣垂直移位量大于4mm的情况下需要进行减张切开	• 冠向移位量受限（4mm以内）
• 必须进行影响血供的减张切开	• 不适合附着龈狭窄的情况
• 可能需要二次手术，进行牙龈成形	• 比较容易维持受植床血供
• 用于没有覆盖瓣坏死风险且半厚瓣血供可以维持的情况	• 能获得较好的美学效果

【优点】	【缺点】	【优点】	【缺点】
• 可在直视下确认受植床的情况	• 垂直切口的切开要准确，需要缝合	• 血供较好	• 操作难度大
• 可较大幅度地进行冠向移位	• 容易形成瘢痕	• 愈合较快	• 操作时间长
• 移植瓣容易放置在准确位置	• 愈合延迟	• 瘢痕形成少	• 难以进行大幅度冠向移位（减张困难）
	• 术后不适反应较大	• 术后不适症状轻	• 手术视野差，不适合进行大量移植
		• 移植瓣固定牢靠	
		• 术后早期即可判断手术是否成功	

牙槽嵴软组织扩增术——水平向

开放瓣技术

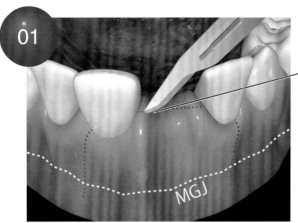

01

使用15C刀片或者眼科刀片切开缺损区。
牙槽嵴顶切口，不要切至骨面。

图3-5-1a

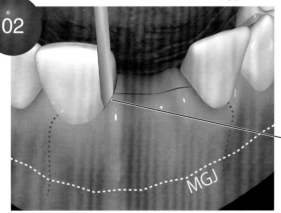

02

使用微创剥离子Allen刀进行龈沟内切开。

图3-5-1b

✖注意点

龈沟内切开必须先使用Allen刀剥离后再使用CK2刀片或者15C刀片进行切开。

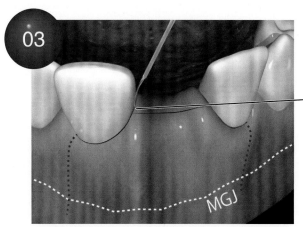

03

使用CK2刀片或者15C刀片进行龈沟内切开。在缝合时，由于缺损区组织瓣闭合的需要，牙颈线会有冠向移位。

MGJ

图3-5-1c

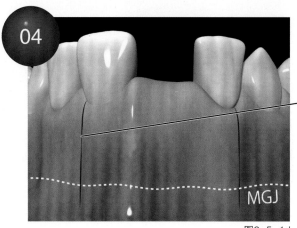

04

使用15C刀片进行纵切开，越过膜龈联合线。

MGJ

图3-5-1d

循证证据

牙槽嵴软组织扩增术的术式选择

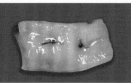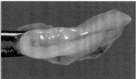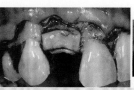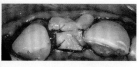

在固定桥桥体区牙槽嵴上使用结缔组织瓣移植方法进行软组织扩增，目前还没有文献评价其预后情况。但是，根据使用结缔组织瓣移植进行根面覆盖病例的良好预后效果[1-2]来判断，无论使用开放瓣技术还是闭合瓣技术进行牙槽嵴软组织水平扩增，都应该可以获得良好的结果。

关于牙槽嵴的垂直向增量，如果使用牙槽嵴硬组织垂直扩增的方法，创口裂开的概率很高，操作难度也很大[3-4]。因此，可使用结缔组织瓣移植的方法来进行牙槽嵴软组织的垂直向扩增[5]，成功率较高，是一个安全的替代方法（图片引自参考文献[5]）。

[1]Zucchelli G, Mounssif I, Mazzotti C, Stefanini M, Marzadori M, Petracci E, Montebugnoli L. Coronally advanced flap with and wituout connective tissue graft for the treatment of multiple gingival recessions: a comparative short- and long-term controlled randomized clinical trial. J Clin Periodontol 2014;41(4):396-403.

[2]Cairo F, Cortellini P, Pilloni A, Nieri M, Cincinelli S, Amunni F, Pagavino G, Tonetti MS. Clinical efficacy of coronally advanced flap with or without connective tissue graft for the treatment of multiple adjacent gingival recessions in the aesthetic area: a randomized controlled clinical trial. J Clin Periodontol 2016;43(10):849-856.

[3]Esposito M, Grusovin MG, Felice P, Karatzopoulos G, Worthington HV, Coulthard P. The efficacy of horizontal and vertical bone augmentation procedures for dental implants - a Cochrane systematic review. Eur J Oral Implantol. 2009;2(3):167-184.

[4]Jensen SS, Terheyden H.Bone augmentation procedures in localized defects in the alveolar ridge: clinical results with different bone grafts and bone-substitute materials. Int J Oral Maxillofac Implants 2009;24:218-236.

[5]Zucchelli G, Mazzotti C, Bentivogli V, Mounssif I, Marzadori M, Monaco C. The connective tissue platform technique for soft tissue augmentation. Int J Periodontics Restorative Dent 2012;32(6):665-675.

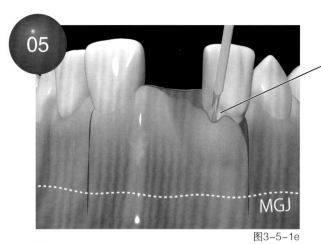

使用15C刀片或CK2刀片进行半厚瓣的分离。

▶半厚瓣
使用半厚瓣，移植瓣容易固定。

图3-5-1e

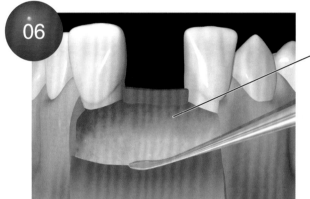

半厚瓣分离完成后。

图3-5-1f

关键点

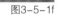

将移植瓣使用可吸收缝线进行缝合固定。

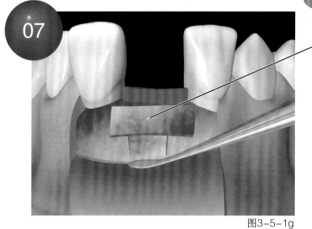

图3-5-1g

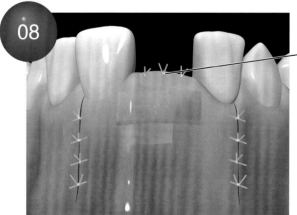

覆盖瓣缝合完成后。

图3-5-1h

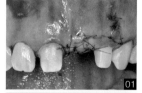

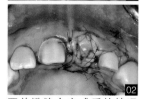

覆盖瓣缝合完成后的情况（01.唇面观。02.咬合面观）。这一病例只在远中进行了纵切开。

闭合瓣技术

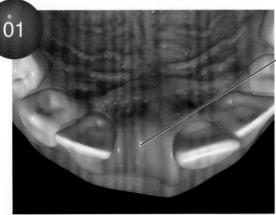

01

术前情况。缺损区牙槽嵴水平向有吸收。

图3-5-2a

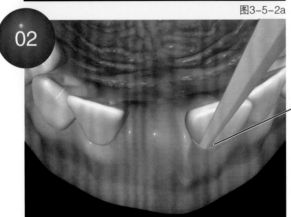

02

使用微创剥离子Allen刀进行龈沟内切开。

先使用微创剥离子Allen刀进行龈沟内切开，可以避免后续使用刀片时在不经意的情况下损伤牙龈边缘，而且可以使分离后的组织瓣边缘保持整齐。

图3-5-2b

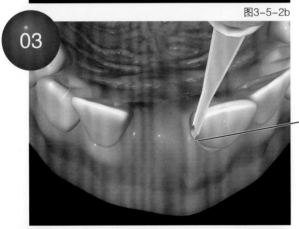

03

使用CK2刀片或者15C刀片进行龈沟内切开。

刀片要沿着牙根的外形进行切开分离。

图3-5-2c

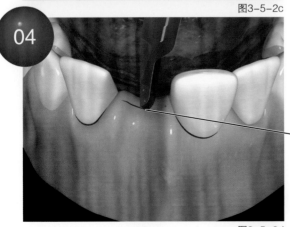

04

使用15C刀片或者眼科刀片切开缺损区（牙槽嵴顶切口）。使用15C刀片进行切开，切口应在牙槽嵴顶中央略偏向唇侧，位于修复体桥体基底面下方的位置。

图3-5-2d

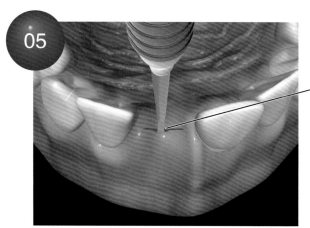

使用微创剥离子Allen刀和CK2刀片分离形成"信封瓣"。
在这里，也是先使用微创剥离子Allen刀，再使用CK2刀片。

图3-5-2e

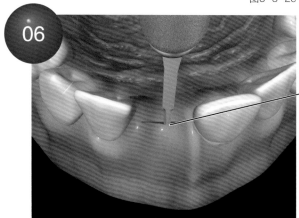

在避免组织瓣穿孔的前提下，使用CK2刀片沿着骨面形态向深部分离。

图3-5-2f

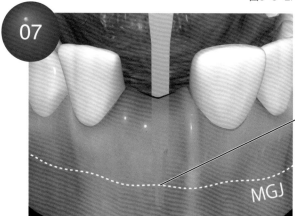

CK2刀片分离的范围要超过膜龈联合线。

图3-5-2g

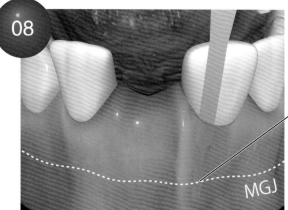

关键点

使用CK2刀片或者剥离子插入龈沟进行分离，这时应注意不要误切了牙龈边缘。

图3-5-2h

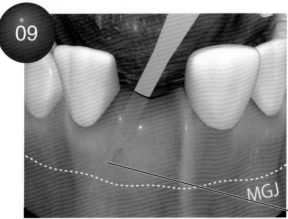

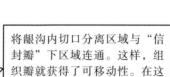

图3-5-2i

将龈沟内切口分离区域与"信封瓣"下区域连通。这样，组织瓣就获得了可移动性。在这一过程中，注意不要使组织瓣穿孔。

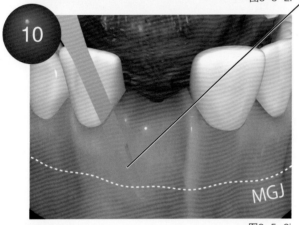

图3-5-2j

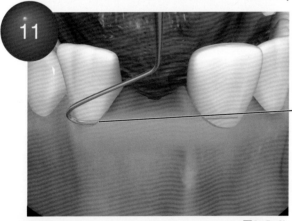

使用探针检查龈沟内切口分离区域与"信封瓣"下区域的连通情况。然后确认组织瓣的可移动性，如果可移动性不足，追加组织分离。

图3-5-2k

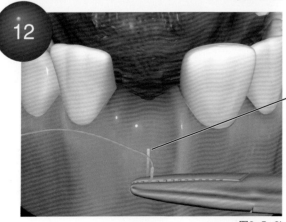

在修复体桥体相对应的位置根尖侧进针，进行定位缝合，这样便于将移植瓣引导植入恰当的位置。

图3-5-2l

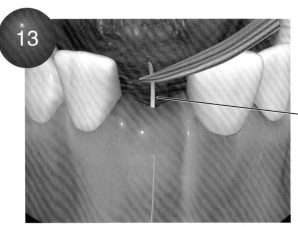

13

刺入后，将针从牙槽嵴顶切口内穿出。

图3-5-2m

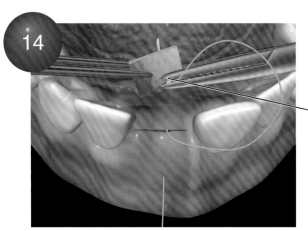

14

然后，用组织镊固定移植瓣，缝针刺入移植瓣。

图3-5-2n

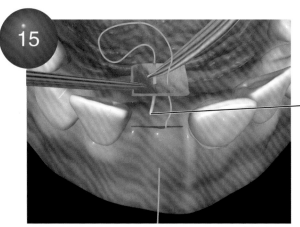

15

返针再次刺入移植瓣。柔软的移植瓣不容易刺入，可以找一个支撑，在其上完成刺入。

图3-5-2o

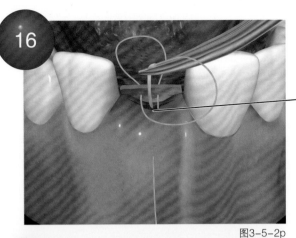

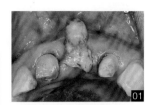

将移植瓣在牙槽嵴缺损区试放置，确认移植瓣的大小。

将缝针送入牙槽嵴顶切口内。从瓣内侧，在桥体相应位置的根尖侧，第一次刺入点附近向唇侧穿出。

图3-5-2p

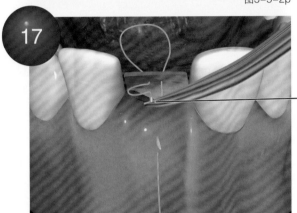

从唇侧穿出后，牵拉缝线，将结缔组织瓣引入"信封"内。

图3-5-2q

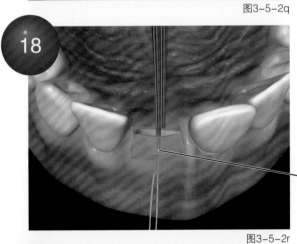

在进行牵引操作时，可以使用组织镊辅助将移植瓣送入"信封"内。

图3-5-2r

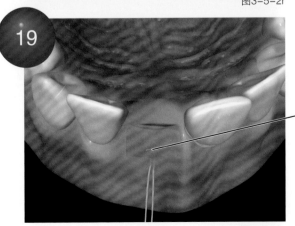

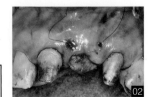

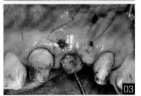

结缔组织瓣植入到"信封"内的状态。

如果"信封瓣"分离得充分，在进行移植瓣植入时不会遇到阻力。

图3-5-2s

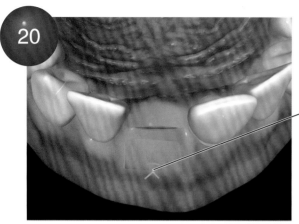

将移植瓣引导到合适的位置后，进行间断缝合、打结固定。

图3-5-2t

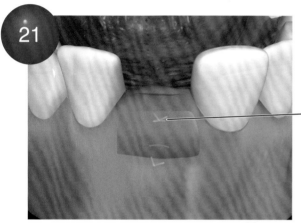

在冠向一侧追加1针，缝合固定移植瓣。

图3-5-2u

关键点

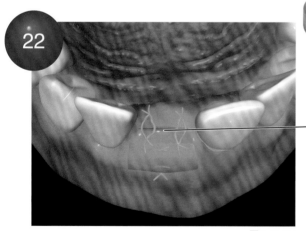

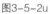

牙槽嵴顶切口的缝合。
牙槽嵴顶切口作为"信封"的入口，要进行减张缝合。对这一切口不能进行完全的关闭，要留有与移植瓣厚度相当的开口，以便于愈合后牙龈的扩增，这一点很重要。另一个重要的地方是最后要使用无张力的缝合方法。

图3-5-2v

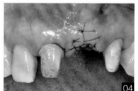

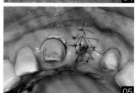

牙槽嵴顶切口缝合完成后。这一病例，并没有使用减张缝合，而是使用了间断缝合，将创口完全关闭。

2. 牙槽嵴软组织扩增术——水平向及垂直向

　　吸收的牙槽嵴在需要同时进行水平向和垂直向扩增时，需要将缺损区两侧的牙龈乳头组织完全松解，使缺损区组织瓣能够与牙龈乳头组织一起进行垂直向上的移动。这一点，是与单纯进行水平向扩增最大的区别，是由于龈乳头组织能够进行垂直向的移动，才使得垂直向扩增（牙槽嵴）成为可能。从保证血供的观点来考虑，采用闭合瓣技术比较好，这时应当小心地进行组织的分离，不要把牙龈乳头撕裂，这一点尤其要注意。

　　如果需要扩增的部位比较小，仅有一个牙位的范围，那么可以用1片结缔组织瓣呈马鞍状放置在牙槽骨上。在2个及以上牙位的大范围缺损区，则需要获取两片结缔组织瓣，一片放置在唇侧，另一片放置在牙槽嵴顶（图3-5-3a～v）。

牙槽嵴软组织扩增术——水平向及垂直向

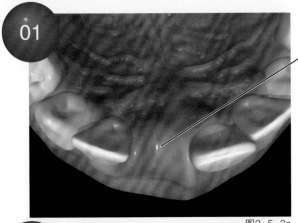

01

术前情况。缺损区牙槽嵴有水平向及垂直向吸收。

图3-5-3a

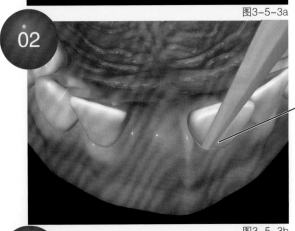

02

使用微创剥离子Allen刀进行龈沟内切开。

先使用微创剥离子Allen刀进行龈沟内切开，可以避免后续使用刀片时在不经意的情况下损伤牙龈边缘。而且可以使分离后的组织瓣边缘保持整齐。

图3-5-3b

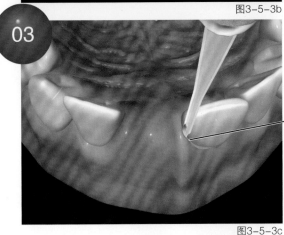

03

使用CK2刀片或者15C刀片进行龈沟内切开。

刀片要沿着牙根的外形进行切开分离。

图3-5-3c

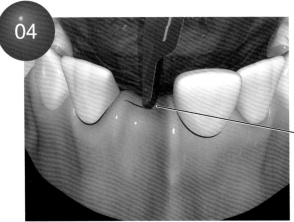

04

使用15C刀片或者眼科刀片切开缺损区（牙槽嵴顶切口）。使用15C刀片进行切开，切口应在牙槽嵴顶中央略偏向唇侧，位于修复体桥体基底面下方的位置。

图3-5-3d

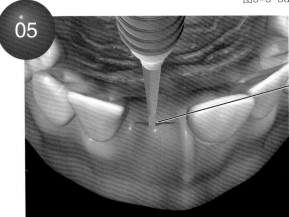

05

使用微创剥离子Allen刀和CK2刀片分离形成"信封瓣"。
在这里，也是先使用微创剥离子Allen刀，再使用CK2刀片。

图3-5-3e

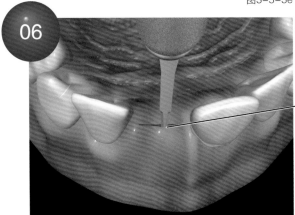

06

在避免组织瓣穿孔的前提下，使用CK2刀片沿着骨面形态向深部分离。

图3-5-3f

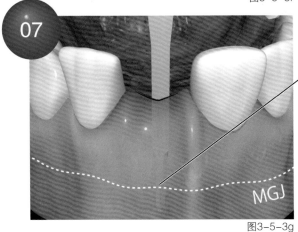

07

CK2刀片分离的范围要超过膜龈联合线。

MGJ

图3-5-3g

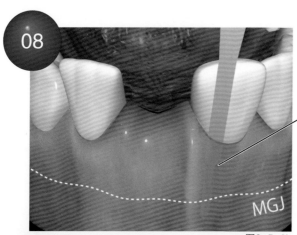

使用CK2刀片或者剥离子插入龈沟进行分离，这时应注意不要误切了牙龈边缘。

图3-5-3h

关键点

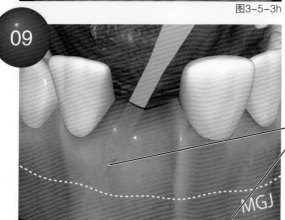

将龈沟内切口分离区域与"信封瓣"下区域连通。这样，组织瓣就获得了可移动性。在这一过程中，注意不要使组织瓣穿孔。

图3-5-3i

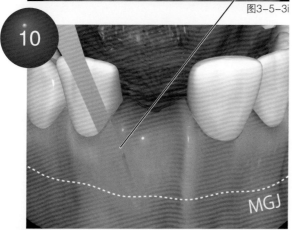

图3-5-3j

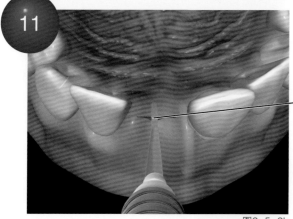

然后，在牙槽嵴顶黏膜处分离半厚瓣。只要相邻两侧牙齿龈沟内切口与"信封瓣"下区域相连通，牙槽嵴顶的黏膜组织就可以获得垂直向的可移动性。必须注意不要将牙龈乳头误切除。

图3-5-3k

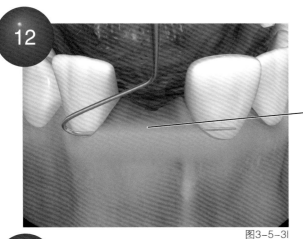

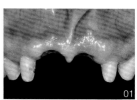

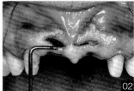

使用探针确认组织瓣的垂直
向可移动性。
这一病例由于需要扩增的量
很大，因此在唇侧增加了水
平切口。

使用探针检查龈沟内切口分离
区域与"信封瓣"下区域的连
通情况。然后确认组织瓣的可
移动性，如果可移动性不足，
追加组织分离。

图3-5-3l

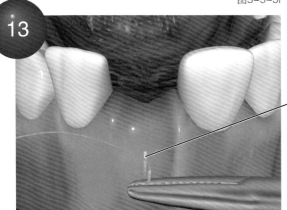

为了引导组织瓣植入唇侧位置，
需进行定位缝合，从唇侧根尖
方刺入。

图3-5-3m

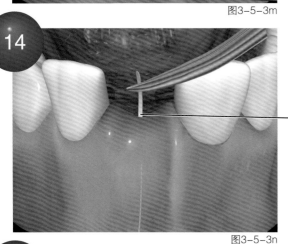

刺入后，将针从牙槽嵴顶切口
内穿出。

图3-5-3n

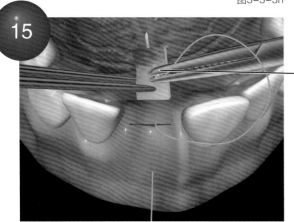

然后，用组织镊固定移植瓣，
缝针刺入移植瓣。

图3-5-3o

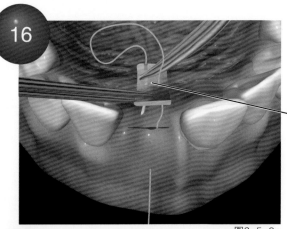

16

返针再次刺入移植瓣。
柔软的移植瓣不容易刺入，可以找一个支撑，在其上完成刺入。

图3-5-3p

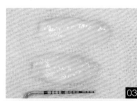

03

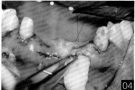

04

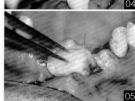

05

这一病例需要扩增的量比较大，因此获取了两个结缔组织瓣。
一个放在牙槽嵴上，另一个放在唇侧。

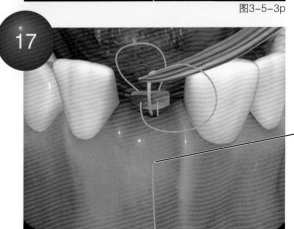

17

将缝针送入牙槽嵴顶切口内，从瓣内侧，在桥体相应位置的根尖侧，第一次刺入点附近向唇侧穿出。

图3-5-3q

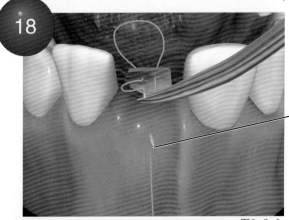

18

从唇侧穿出后，牵拉缝线，将结缔组织瓣引入"信封"内。

图3-5-3r

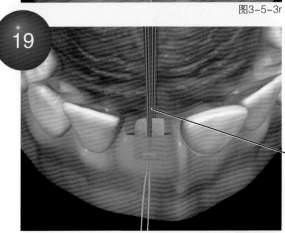

19

在进行牵引操作时，可以使用组织镊辅助将移植瓣送入"信封"内。

图3-5-3s

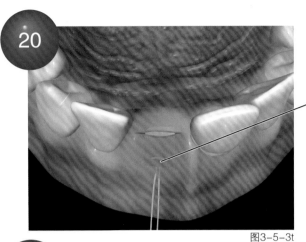

如果"信封瓣"分离得充分，在进行移植瓣植入时不会遇到阻力。

图3-5-3t

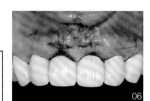

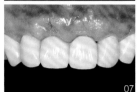

缝合完成后即刻及术后2周拆线时。

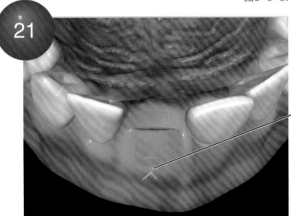

将移植瓣引导到唇侧及牙槽嵴顶需进行扩增的位置后，进行间断缝合、打结固定。

图3-5-3u

关键点

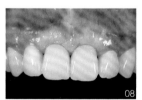

术后3个月，佩戴临时修复体。

在腭侧也进行组织瓣的缝合固定后，对牙槽嵴顶切口（"信封"的入口）进行减张缝合。对这一切口不能进行完全的关闭，要留有与移植瓣厚度相当的开口，以便于愈合后牙龈的扩增，这一点很重要。另一个重要的地方是最后要使用无张力的缝合方法。

图3-5-3v

牙龈乳头重建术

Papilla Reconstruction

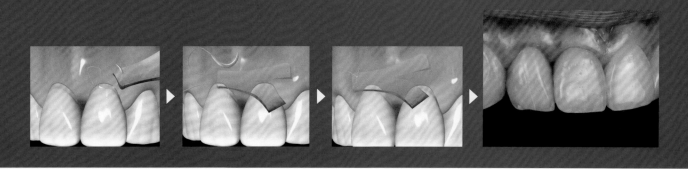

1. 牙龈乳头重建术

牙龈乳头对于美学效果有很大的影响。由于牙龈乳头是体积相对较小的组织，因此，牙龈乳头重建术是一种必须在器械入路困难且操作空间有限的情况下进行的手术操作。即便是在显微镜下进行的牙周美容手术当中，它也是操作难度很大的一种。它的操作方法是在牙龈乳头相邻牙齿的龈沟内切开以获得牙龈乳头的可移动性，从保证血供的观点出发尽量使用闭合瓣技术进行周围组织的剥离，然后将上皮下结缔组织植入到牙龈乳头下方并固定。这时，也要同时进行唇侧软组织的水平向扩增，以维持牙龈乳头的高度（图3-6-1a~x）。

牙龈乳头重建术

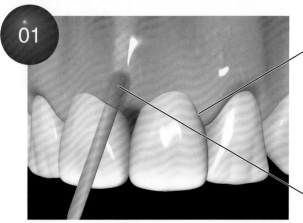

01

着重检查牙龈乳头周边牙龈的高度。可以据此判断能否进行牙龈乳头的重建和重建的量能有多少。

首先，在牙龈乳头两侧邻牙的龈沟内切开，按照分离"信封瓣"的要领进行分离操作。开始时使用Allen刀或类似的剥离子在边缘牙龈部分分离半厚瓣，这样可以避免损伤牙龈边缘。

图3-6-1a

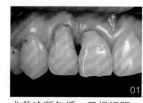

01

术前诊断包括：牙根间距、邻接点位置及高度、牙龈乳头的状况及高度、X线片观察牙槽嵴顶的位置，以此判断是否可以进行手术。

成功的关键点

1. 牙龈是很小的组织，在操作时要特别小心。一旦把牙龈乳头切断，术后的结果会很差。
2. 必须使牙龈乳头获得良好和足够的可移动性，这样才能把结缔组织瓣植入进去。必须系统了解闭合瓣技术的操作原理。
3. 为了获得牙龈乳头的垂直向增量，必须同时进行牙龈乳头的水平向增量。

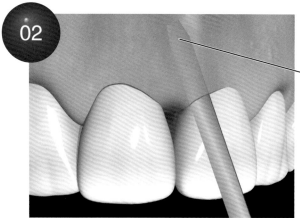

02

另一侧邻牙用同样的方法分离牙龈乳头，将牙龈乳头与牙面十分小心地充分分离，一点点地获得牙龈乳头的可移动性。

图3-6-1b

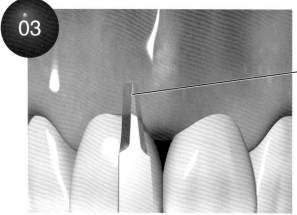

03

在使用剥离子进行一定程度（至牙槽嵴顶根方2～3mm）的龈沟内分离后，换用CK2刀片，继续向根尖方小心分离，越过膜龈联合线即可。一定要注意不要穿孔。

图3-6-1c

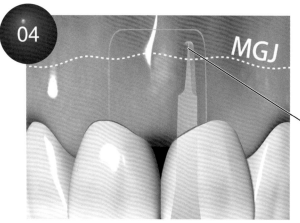

04

MGJ

分离要切实越过膜龈联合线，这样就可以使组织瓣获得一定的可移动性。留意CK2刀片的尖端，不要造成穿孔，一定注意不要切断或损伤牙龈缘。

图3-6-1d

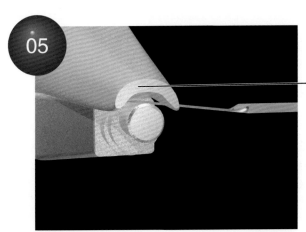

05

为了更方便地进入龈乳头下方的区域，可以预先使用"河边式2号钳（译者注：一种正畸用弯弓丝钳）"将CK2刀片弯曲。

图3-6-1e

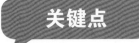

关键点

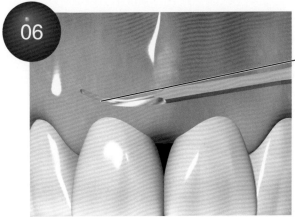

06

CK2刀片弯曲以后，进入牙龈乳头下方就比较容易。这也是预防穿孔的好方法。

图3-6-1f

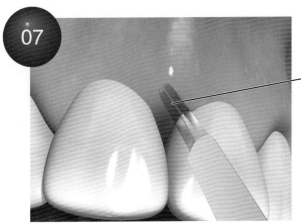

07

对牙龈乳头下方区域进行细心地切开、分离。在这个区域，也应先熟练地运用Allen刀等剥离子、再使用CK2刀片才比较安全。一旦将牙龈乳头切断，重建后牙龈乳头就会有失去原有形态的风险。

图3-6-1g

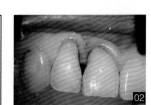

闭合瓣形成后。闭合瓣技术的特点就是外面没有切口，难以判断手术的部位。

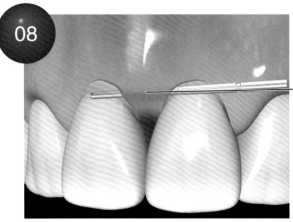

使用探针进行检查确认各步骤的处理效果，包括：牙龈乳头是否切实从骨面分离、唇侧"信封瓣"的分离范围是否确实超过了膜龈联合线、还有没有需要分离而未被分离的部分等。将唇侧牙龈切实从骨面剥离后，能够获得一定的可移动性，这时由于其失去了附着的位置，会有少许根尖方向的移动。

图3-6-1h

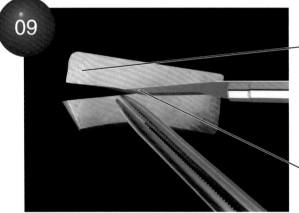

这一部分要植入到龈乳头下方，其宽度要与龈乳头宽度一致。

从供瓣区（上腭或者上颌结节等区域）获取结缔组织瓣并修整后，用刀片进行部分切开，准备植入。

图3-6-1i

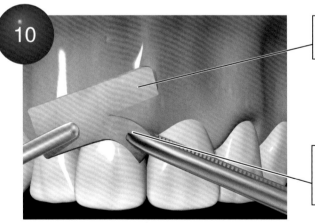

这一部分要放置在唇侧，用来进行唇侧软组织的水平扩增。

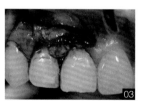

照片显示结缔组织瓣被分为龈乳头和唇侧两部分。依据结缔组织瓣的获取量而进行的如此操作。

这一部分要植入牙龈乳头下方。图中所示为进行试放置的情形。

图3-6-1j

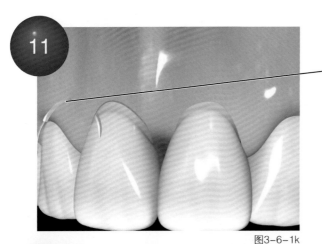

图3-6-1k

11 用定位缝合的方法将结缔组织移植瓣引导到正确的位置。引导唇侧放置的移植瓣部分时，在此处进针。

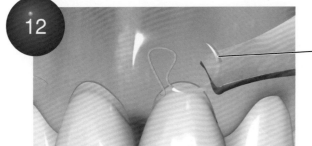

图3-6-1l

12 为了将移植瓣准确放置在设计位置，可以利用定位缝合的方法对移植瓣进行引导，但要充分考虑覆盖瓣与移植瓣之间的位置关系。

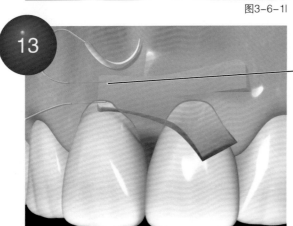

图3-6-1m

13 从龈沟的位置，一边通过定位缝合牵引组织瓣，一边将剩余部分组织瓣轻轻压送入覆盖瓣内侧。

关键点

14 通过定位缝合将移植瓣的一端先固定好。在使用闭合瓣技术时，要想将移植瓣放置在"信封"内或袋内正确的位置上是很困难的，这时使用定位缝合是一种有效的方法。

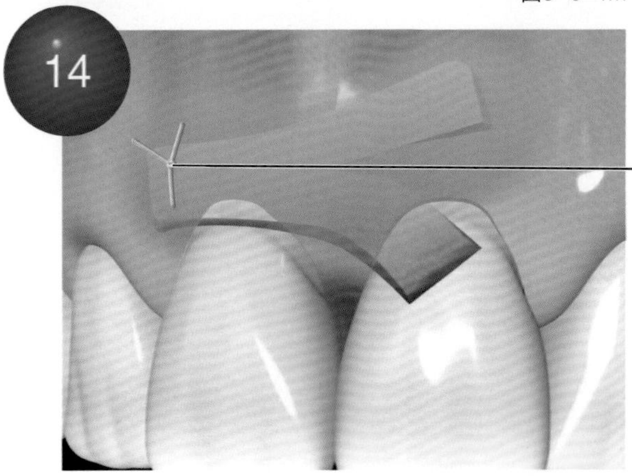

图3-6-1n

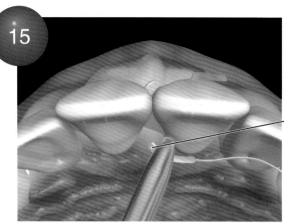

在腭侧进针，也使用定位缝合的方法。

图3-6-1o

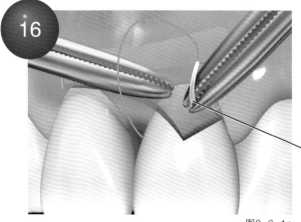

使用定位缝合的方法，将放置在牙龈乳头下方的部分结缔组织瓣引导到正确的位置。在这一过程中，注意不要牵拉到最开始在唇侧进行的定位缝合。

图3-6-1p

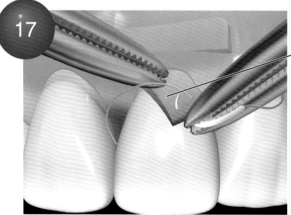

要仔细选择移植瓣质量良好的区域，作为植入牙龈乳头下方的部分。

图3-6-1q

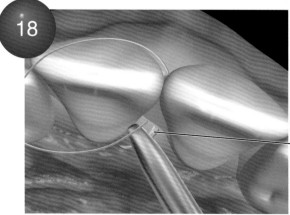

将已穿过移植瓣的缝针返回腭侧。从唇侧向腭侧通过的缝针选用3/8 13mm或11mm。

图3-6-1r

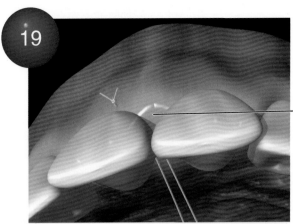

确认将移植瓣正确地植入牙龈乳头下方的位置。

图3-6-1s

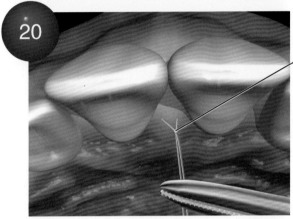

打结。为了放置、固定移植瓣，可选用7-0的缝合线。

图3-6-1t

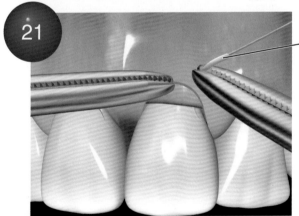

最后，将唇侧移植瓣的另一端放置在预定部位并缝合固定。

图3-6-1u

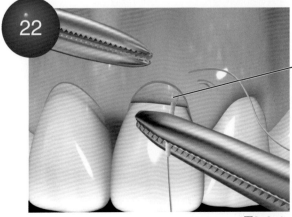

移植瓣不能暴露，这一点很重要。在定位缝合时应当估算好缝合的位置。

图3-6-1v

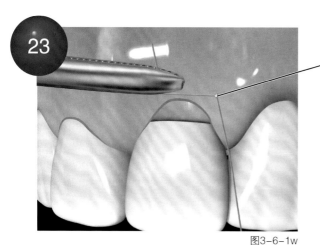

23

这时，移植瓣在3个位置上被固定。在必须将覆盖瓣进行冠向移位的时候，可以追加悬吊缝合。

图3-6-1w

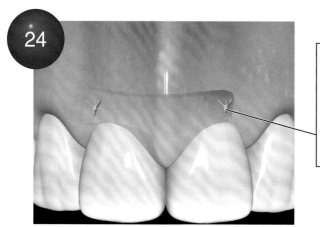

24

植入移植瓣后，需要确认以下3点：
1. 是否完全覆盖了移植瓣。
2. 在手术区域是否有张力过大的部分。
3. 在移植瓣与覆盖瓣之间是否留有间隙。

图3-6-1x

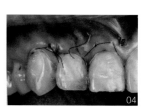

这一病例，移植瓣的放置位置与示意图相同，但同时做了根面覆盖术，使用了悬吊缝合。

循证证据

牙槽嵴顶与邻接点之间的垂直距离	表3-2							
	牙槽嵴顶与邻接点之间的垂直距离（mm）	4	5	6	7	8	9	10	11
	牙龈乳头存留数（n）	26	31	19	3	1	0	0	0
	牙龈乳头丧失数（n）	3	22	35	37	16	8	2	3
	牙龈乳头存留率（%）	89.7	58.5	35.2	7.5	5.9	0	0	0

　　计划做牙龈乳头重建术时，必须进行术前检查。Tarnow等提出的"5mm规则"[1]已广为人知。但是，有文献结果显示，对于亚洲人来说，牙间区牙槽嵴顶到邻接点的垂直距离在5mm时有58.5%的部位是缺失牙龈乳头的（表3-2）[2]。这两项研究差异的原因还不是十分清楚，但是在进行冠修复中设计邻接点的位置和形态时，应当注意到这一问题。

[1]Tarnow DP, Magner AW, Fletcher P. The effect of the distance from the contact point to the crest of bone on the presence or absence of the interproximal dental papilla. J Periodontol 1992;63(12):995-996.

[2]Cho HS, Jang HS, Kim DK, Park JC, Kim HJ, Choi SH, Kim CK, Kim BO. The effects of interproximal distance between roots on the existence of interdental papillae according to the distance from the contact point to the alveolar crest. J Periodontol 2006;77(10):1651-1657.

牙龈乳头重建术（图3-6-2a～i）

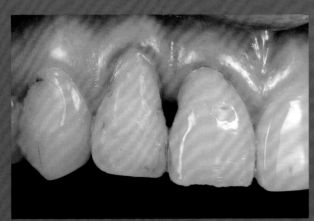

图3-6-2a　上颌右侧中切牙与侧切牙放大照片。两颗牙齿冠部都有大块的树脂充填，也有磨除色素沉着带来的硬组织美学问题。另外，牙龈也有明显的萎缩，以侧切牙最为显著。

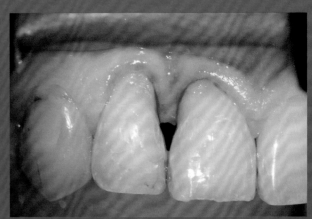

图3-6-2b　局部浸润麻醉，去除牙颈部树脂后的情况。可以看到，牙根面有实质性的缺损，表面也比较粗糙。邻接点位置较高，牙龈乳头缺失。建议患者进行正畸治疗以后做根面覆盖术，然后再进行最终的修复，但患者坚决拒绝正畸治疗。因此，治疗方案变更为：在根面覆盖术的同时进行牙龈乳头重建，观察愈合情况，然后进行最终的修复。

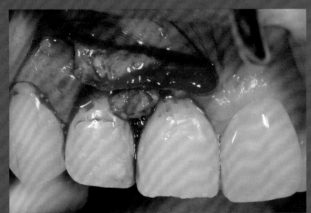

图3-6-2c　从上腭获取结缔组织瓣，准备将2个移植瓣分别植入唇侧及牙龈乳头下。

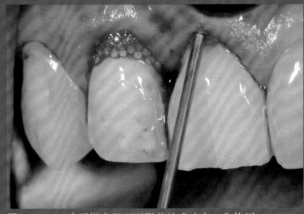

图3-6-2d　为了提高根面再附着的成功率，先使用17%EDTA处理根面2分钟，然后在根面上涂布釉基质蛋白衍生物（EMD）。

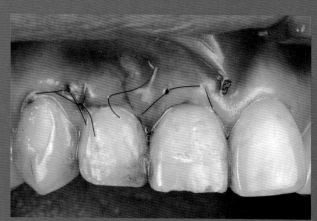

图3-6-2e 手术完成后。结缔组织瓣放置在预定位置，将覆盖瓣用悬吊缝合法进行冠向移位。

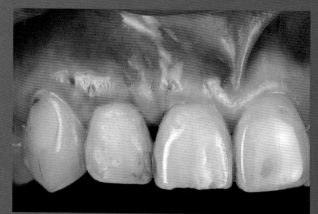

图3-6-2f 术后2周。拆线。为了使根面新附着更好地形成，悬吊缝合应当保持2周。

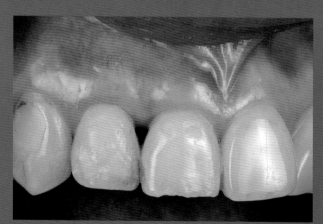

图3-6-2g 术后3周。牙龈状态稳定。

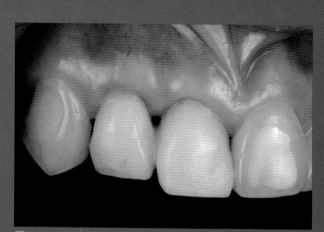

图3-6-2h 术后2个月。开始进行临时修复，这时，应当把修复体设置为龈上边缘。

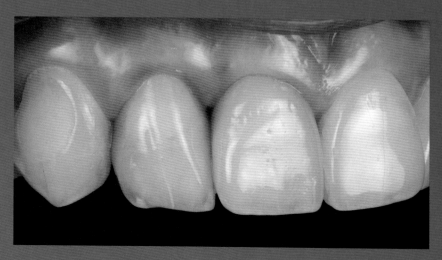

图3-6-2i 临时修复5个月后。佩戴最终修复体。

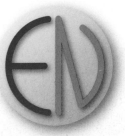

Enhancement of New dentistry

关键词

Key Words

从上腭获取结缔组织瓣

【第2章 第1节 P44、52】

1. 单切口技术

获取上皮下结缔组织瓣的手术方法有很多种，但是，从愈合的角度（血液供给）来看，还是单切口技术最好，这一技术通过一个切口形成"信封"，从中获取结缔组织瓣。考虑到术后并发症的问题，一定不能将骨膜与结缔组织瓣一并切取下来，要将骨膜保留在骨面上，这一点十分重要。

2. Zucchelli技术

对于上腭黏膜较薄（不足2.5mm）的患者，如果采用单切口技术，同时还要在骨面保留骨膜，就会难以获得厚度达到1mm的高质量上皮下结缔组织瓣。这时，多采用Zucchelli提出的带上皮的结缔组织瓣获取方法，在口外再将上皮组织层薄薄地削除。上皮组织如果去不干净，从笔者的经验上来讲，组织对上皮的排出反应会持续很长时间，因此一定要注意将上皮组织去除干净。

从上颌结节获取结缔组织瓣

【第2章 第2节 P58、63】

1. 楔形切口技术（三角切开法）

用于角化龈宽度足够、上颌结节较小且没有明显倒凹的情况。手术方法参照去除上颌最后一颗磨牙远中厚牙龈形成的牙周袋的"远中楔形瓣"技术。

2. 平行切口技术（四角切开法）

与三角切开法相比，本方法可以用于获取较大的移植瓣，并且适合于上颌结节较大、有较大倒凹的情况。由于采用了平行切口，因此可以较容易地获得向上腭黏膜一侧通路，能够从中获得较大的组织量。

游离龈移植术

【第3章 第1节 P70】

1. 游离龈移植术

本方法是在附着龈极少且使用根尖向复位瓣术无

法改善附着龈宽度的情况下。通过移植带上皮的结缔组织瓣来增加附着龈。

手术方法是：在颊侧附着龈宽度不足的部分（受植区）分离半厚瓣，在上腭（供瓣区）获取带上皮的结缔组织瓣，将移植瓣移植到受植区，供瓣区骨膜暴露。缺点：需要两个术区，移植瓣需要用牙周塞治剂固定，患者的不适感较强。

牙冠延长术

【第3章 第2节 P78、82】

1. 牙龈切除术

通过切除多余牙龈来恢复正常的牙龈形态，来达到延长牙冠的目的。适合于不需要骨修整的情况，操作上无须翻瓣，使用刀片或者电刀即可切除多余牙龈，从而延长牙冠。有时，在需要去骨或牙槽嵴顶位置不明确时，也可以在翻开全厚瓣后进行牙龈切除。

2. 根尖向复位瓣术

本方法是在常规手术术后无法存留有2mm的附着龈时，为了保存角化牙龈，分离形成一个越过膜龈联合线的半厚瓣，并将其向根尖方向移位的一种手术方法。缝合时将瓣移动至所需位置并缝合在骨膜上。通常情况下，要使半厚瓣的游离端与骨缘平齐。在需要去骨的时候，可以分离形成一个全厚-半厚复合瓣，将其向根尖方向移位，通过褥式缝合固定于骨膜上。

牙龈扩增术

【第3章 第3节 P90】

1. 牙龈扩增术

本方法适合于牙龈较薄的病例，也可用于遮盖根管治疗后的牙根变色或者是在佩戴最终修复体前稳定软组织、预防牙龈退缩等。在正畸治疗或者牙周手术治疗时，也可以用此方法预防牙龈退缩。

所用的手术方法与根面覆盖术相似，是采用开放瓣技术或闭合瓣技术进行结缔组织瓣移植。但是，其覆盖瓣可以进行冠向移位，也有可能不移动覆盖瓣，将其原位缝合固定，甚至进行根尖向移动的情况。

根面覆盖术

【第3章 第4节 P96、101、107、112、117】

1.闭合瓣技术

Raetzke在1985年提出了一种不需要纵切口和切开牙龈乳头的手术方法，称之为"信封"技术。这一方法是将从上腭获取的结缔组织瓣从龈沟内植入信封状组织瓣下方。其原设计方法并不进行覆盖瓣的冠向移位，而是要暴露一部分移植瓣。这一术式虽然创伤小、美学效果好，但是也存在暴露组织瓣的血供问题、植入后组织瓣内压过大等问题，操作上难度较大。

2.梯形瓣技术

本方法用于单颗牙的根面覆盖，通过冠向复位瓣技术合并结缔组织瓣移植，可以获得高的根面覆盖率。Zucchelli推荐使用这种有纵切口的开放瓣技术，因它可以使组织瓣向冠向移位。瓣的设计有梯形瓣和三角形瓣。与梯形瓣相比，三角形瓣愈后瘢痕较少、美学效果好，但是操作上技术敏感性强。

3.隧道技术

1994年Allen提出了隧道技术，1998年Azzi等对此加以改良，增加了覆盖瓣的冠向移位，称之为改良隧道技术，属于闭合瓣技术的方法。隧道技术形成的"信封"范围扩展至牙龈乳头正下方区域，通过悬吊缝合将组织瓣冠向移位，也可以在牙间区粘接复合树脂辅助进行悬吊缝合。由于组织瓣没有水平或垂直的切口，因此血供充足，愈后瘢痕形成少，可以容易地获得满意的美学效果。

4.VISTA技术

在根面覆盖术时，随着组织瓣的冠向移位，引起肌肉牵张力增大，使得组织瓣难以固定在所需要的位置，为了避免这一问题，有学者提出了VISTA技术。其方法是，在口腔前庭区系带部进行纵切开，从此切口向牙龈萎缩区域进行全厚瓣剥离，使组织瓣获得足够的可移动性，然后向瓣下区域内植入结缔组织瓣。缝合结缔组织瓣采用定位缝合法，并使用缝线将覆盖瓣冠向移位后，采用复合树脂将缝线粘接固定于牙面上。

5.改良冠向复位瓣术

本方法是Zucchelli提出的无纵向切口的"信封瓣"冠向移位术。这一方法使用了"信封瓣"技术，不需进行减张切开，瓣边缘的血供不受影响。对于根面覆盖术来说，由于牙根面没有血管，其表面覆盖瓣的血供只能依靠瓣本身的蒂部供给，因此这一方法特别适合。

龈乳头切开线是以龈退缩最严重的部分为中心连续斜向切开。龈乳头切口线的顶点位置由对应牙齿的牙龈萎缩量决定。

牙槽嵴软组织扩增术

【第3章 第5节 P126】

1.牙槽嵴软组织扩增术

拔牙后，牙缺损区牙槽嵴肯定会有水平向及垂直向的吸收。在进行修复之前，要首先改善吸收造成的缺损，笔者认为，这时进行软组织扩增是第一选择。对于手术方法，推荐使用闭合瓣技术，因为开放瓣技术如游离龈移植术等愈后形成瘢痕的可能性大，会造成一些美学问题。笔者喜欢选用"信封瓣"技术结合上皮下结缔组织瓣移植的方法，这样不仅安全性高，而且可以进行牙槽嵴软组织的垂直向增量和水平向增量。

牙龈乳头重建术

【第3章 第6节 P142】

1. 牙龈乳头重建术

牙龈乳头对于美学效果有很大的影响，对于其重建，必须在狭小的空间内进行手术操作，手术器械的入路很困难。因此，即便是在扩大视野下进行的牙周美学手术当中，它也是难度很高的一种手术。需要在牙龈乳头两侧相邻牙齿的龈沟内进行切开，来获得牙龈乳头的可移动性，周围组织采用闭合瓣技术进行分离，来保证组织瓣的血液供应，然后将结缔组织瓣植入牙龈乳头下方空间进行固定。与此同时，为了维持牙龈乳头的高度，需要同时进行唇侧牙龈水平向扩增。

　　1年前出版的《扩大视野下的牙周美容手术》一书受到了很多好评，马上进行了增印。在许多读者的反馈意见中，"希望更多地讲讲操作技巧、操作步骤，越详细越好"的要求最多。为了满足读者们的此类需求，我们开始编写这本《3D牙周美容手术图谱（天然牙篇）》。本书是一个手术方法集，特别适合手术时放在椅旁，做到哪一步就翻到对应的页面，边做手术边确认手术方法。

　　本书的目标旨在：以书籍的形式详细介绍各种手术操作技巧，同时以便于读者理解，用更贴近手术操作实际的方式，手把手教会读者，本书可以作为将来实际诊疗过程中的参考图谱。

　　因此，我们希望此书的插图是能像动画那样容易理解的立体插图；对于手术技巧部分，不仅有详细的说明，还有插图，比动画更容易理解是本书的独特之处。

　　但是，实际上制作立体插图极其困难。先以弹性树脂做成软组织模型，然后每一个操作步骤都详细地拍摄照片，往往一个手术操作就需要几十张照片，这些数据都要传到插图读写器里。然而，树脂的弹性与人体软组织差异很大，插图读写器无法准确地表现出软组织的实际情况，也就没有办法显示出在手术过程中软组织每时每刻的变化。

　　这时，中田光太郎先生提出可以多使用临床照片作为参照，将弹性树脂模型表现出的与实际软组织不一样的地方逐一提示，这才好不容易完成了书中手术现场感很强的立体插图。木林博之先生从修复医生的观点出发，将修复医生想要知道的内容进行详述，在插图中将外科与修复进行了融合。文献的收集与引用由园山亘先生一手操办，他是"口腔科论文引用荣誉奖"的获得者，其论文在日本口腔科届引用频率非常高。还有山羽彻先生奔波往返于大阪与位于东京的精萃日本出版公司之间，不仅参与编写，也对本书的编辑提供了很大的支持。在最后，冈田素平太先生将文本内容和语句进行润色。

　　衷心感谢精萃日本出版公司第一书籍编辑部的田岛佑介编辑，面对我们的反复修改，从未对我们说过任何不满之言，对本书认真校对，直至最后一稿。

　　还要感谢执笔者们身后的临床口腔科医生及所有工作人员和家人，在写稿期间尽力支持，提供了能够集中精力安心写作的环境。

　　最后，将本书献给本应成为一位执笔者却不幸去世的伊东正记先生。

小田师巳

2017年9月

后记 Epilogue

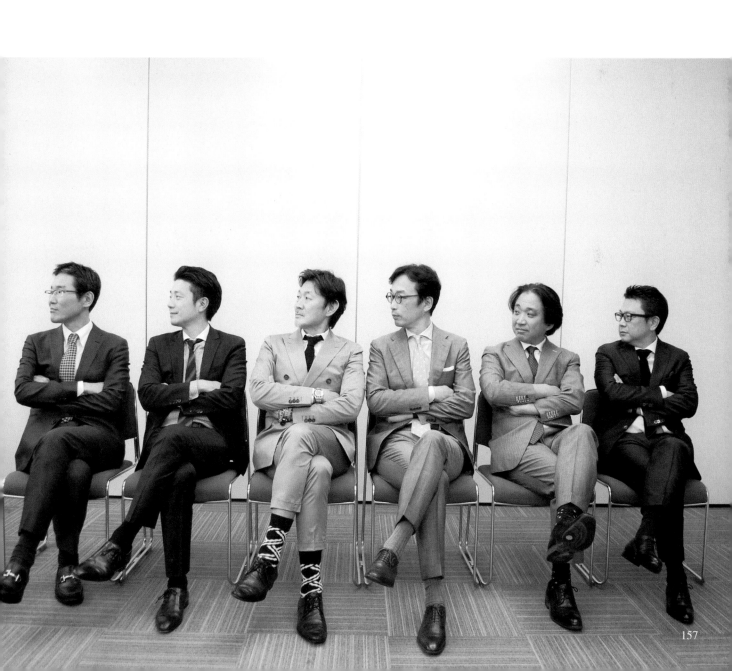

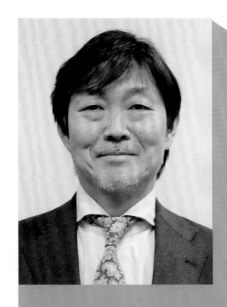

中田光太郎
Kotaro Nakata

简历　1990年　毕业于九州齿科大学
　　　1995年　开办医疗法人社团洛齿会中田齿科诊所
　　　2009年　开办医疗法人社团洛齿会TAKANNA齿科诊所

任职　NGSC（New Generation Study Club）副会长，CID（Center of Implant Dentistry）俱乐部顾问，日本显微镜齿科学会指导医师，冈山大学医院进修医师，特定非营利活动法人日本临床牙周病学会认定医师，OJ（Osseointegration Study Club of Japan）理事，AO（Academy of Osseointegration）活动会员，EN（Enhancement of New Dentistry）主席

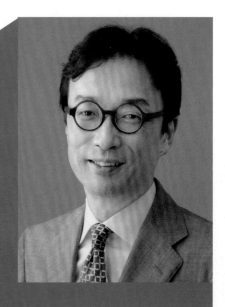

木林博之
Hiroyuki Kibayashi

简历　1983年　毕业于大阪大学齿学部附属技工士学校
　　　1992年　毕业于大阪大学齿学部
　　　1997年　开办木林齿科医院
　　　2003年　大阪大学大学院齿学研究所结业

任职　大阪大学大学院齿学研究所临床副教授，大阪大学齿学部附属齿科技工士学校非全勤讲师，冈山大学医院进修医师，公益社团法人日本修复齿科学会专科医师，一般社团法人日本齿科美学会认定医师，特定非营利活动法人日本临床牙周病学会认定医师，一般社团法人日本齿科理工学会会员，特定非营利活动法人日本牙周病学会会员，公益社团法人日本口腔种植学会会员，OJ（Osseointegration Study Club of Japan）正式会员，AO（Academy of Osseointegration）活动会员，AAP（American Academy of Periodontology）活动会员，欧洲美学牙科学会会员，JIADS（The Japan Institute for Advanced Dental Studies）大阪会员，日本西雅图学习俱乐部会员，EN（Enhancement of New Dentistry）会员

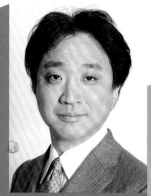

冈田素平太
Soheita Okada

简历　1993年　毕业于日本大学松户齿学部
　　　1993年　日本大学松户齿学部第二口腔外科
　　　1998年　开办冈田齿科诊所
　　　2001年　医疗法人美树齿会理事长

任职　CID（Center of Implant Dentistry）俱乐部理事，特定非营利活动法人日本齿科放射线学会认定医师，公益社团法人日本口腔种植学会会员，特定非营利活动法人日本颌关节与咬合学会认定医师，特定非营利活动法人日本临床牙周病学会会员，ITI（International Team for Implantology）成员，EAO（European Association for Osseointegration）成员，Zurich俱乐部干事，EN（Enhancement of New Dentistry）会员

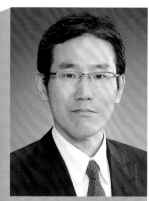

园山 亘
Wataru Sonoyama

简历　1996年　毕业于冈山大学齿学部
　　　2004年　获得冈山大学博士学位（齿学）
　　　2004年　美国国立卫生研究所留学（NIH）
　　　　　　　文部科学省省国外研究员、客座研究员
　　　2006年　南加州大学（USC）博士研究员
　　　2013年　冈山大学医院冠桥修复科讲师
　　　2014年　浅田齿科医院副院长

任职　冈山大学齿学部临床讲师，大阪医科大学非全勤讲师，公益社团法人日本修复齿科学会专业医师、指导医师，公益社团法人日本口腔种植学会专业医师，EN（Enhancement of New Dentistry）会员

简历　2001年　毕业于冈山大学齿学部
　　　2005年　开办小田齿科诊所
　　　2006年　医疗法人小田齿科诊所理事长
　　　2012年　冈山大学大学院医药学综合研究所结业

任职　冈山大学医院口腔种植讲习会导师，公益社团法人日本口腔种植学会专业医师，ITI（International Team for Implantology）课程讲师，EN（Enhancement of New Dentistry）会员

简历　1994年　毕业于大阪大学齿科部
　　　2000年　开办山羽齿科医院
　　　2013年　医疗法人山羽齿科医院理事长
　　　2014年　大阪大学大学院齿学研究所结业

任职　公益社团法人日本口腔种植学会专业医师，特定非营利活动法人日本牙周病学会会员，一般社团法人日本齿科美学会会员，一般社团法人日本数字齿科学会会员，AAP（American Academy of Periodontology）会员，OJ（Osseointegration Study Club of Japan）理事，EN（Enhancement of New Dentistry）会员

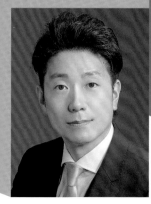

小田师巳
Norimi Oda

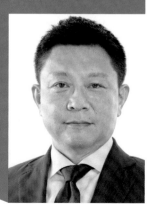

山羽 彻
Toru Yamaba

图文编辑：

刘　娜　刘　菲　王丽娟　王梓涵

This is translation of Japanese edition 3Dイラストで見るペリオドンタルプラスティックサージェリー　天然歯編
エビデンスに基づいた切開・剥離・縫合
監著：中田光太郎、木林博之
著：岡田素平太、小田師巳、園山亘、山羽徹
Published by Quintessence Publishing Co., Ltd in 2017

© 2020，辽宁科学技术出版社。
著作权合同登记号：06-2018第248号。

图书在版编目（CIP）数据

3D牙周美容手术图谱. 天然牙篇 /（日）冈田素平太等编
著；杜岩译. 一沈阳：辽宁科学技术出版社，2020.1（2021.4
重印）

　ISBN 978-7-5591-1260-6

　Ⅰ. ①3… 　Ⅱ. ①冈… ②杜… 　Ⅲ. ①牙－美容术－图
谱 　Ⅳ. ①R783-64

中国版本图书馆CIP数据核字（2019）第171142号

出版发行：辽宁科学技术出版社
　　　　　（地址：沈阳市和平区十一纬路25号　邮编：110003）
印 刷 者：上海利丰雅高印刷有限公司
经 销 者：各地新华书店
幅面尺寸：210mm × 285mm
印　　张：10
插　　页：4
字　　数：200千字
出版时间：2020年1月第1版
印刷时间：2021年4月第3次印刷
责任编辑：陈　刚　张丹婷　殷　欣
封面设计：袁　舒
版式设计：袁　舒
责任校对：李　霞

书　　号：ISBN 978-7-5591-1260-6
定　　价：198.00元

投稿热线：024-23280336
邮购热线：024-23284502
E-mail:cyclonechen@126.com
http://www.lnkj.com.cn